传统医学宝库丛书

孟竞璧　总主编

八法疗疾——正骨疗法临床图解

于　栋　陈兆军　主　编

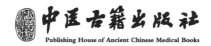

中医古籍出版社

Publishing House of Ancient Chinese Medical Books

图书在版编目（CIP）数据

八法疗疾：正骨疗法临床图解／于栋，陈兆军主编．—北京：中医古籍出版社，
2022.10
ISBN 978－7－5152－1808－3
（传统医学宝库丛书／孟竞璧总主编）

Ⅰ．①八…　Ⅱ．①于…②陈…　Ⅲ．①正骨疗法－图解　Ⅳ．①R274.2－64

中国版本图书馆 CIP 数据核字（2022）第 141543 号

传统医学宝库丛书

八法疗疾——正骨疗法临床图解

主编　于　栋　陈兆军

责任编辑　郑　蓉
文字编辑　张　威
封面设计　韩博玥
出版发行　中医古籍出版社
社　　址　北京市东城区东直门内南小街 16 号（100700）
电　　话　010－64089446（总编室）010－64002949（发行部）
网　　址　www.zhongyiguji.com.cn
印　　刷　河北文曲印刷有限公司
开　　本　710mm×1000mm　1/16
印　　张　13.5
字　　数　161 千字
版　　次　2022 年 10 月第 1 版　2022 年 10 月第 1 次印刷
书　　号　ISBN 978－7－5152－1808－3
定　　价　72.00 元

《八法疗疾——正骨疗法临床图解》编委会

序

中医学素有"良丁（高明的医生）不废外治"的说法。

作为中医外治法之一，砭石疗法为中华民族的繁衍昌盛做出了巨大贡献。湖南长沙马王堆汉墓出土的帛书《脉法》有"以砭启脉者，必如式，痈肿有脓，则称其小大而为之砭"的记载，就是用砭刀刺破血脉来治疗痈肿。

汉成帝河平三年（公元前26年），刘向组织针灸学家在继承《素问》五脏理论的基础上，创立了十二经脉气血运行的理论体系，指导中医针灸医疗实践几千年而不衰。《灵枢·九针十二原》记载："余子万民，养百姓，而收其租税。余哀其不给，而属有疾病。余欲勿使被毒药，无用砭石，欲以微针通其经脉，调其血气，营其逆顺出入之会。令可传于后世，必明为之法，令终而不灭，久而不绝，易用难忘。"东汉服虔明确指出："季世复无佳石，故以铁代之。"说明砭石疗法或已失传，而针灸疗法迅速发展。明代《金针赋》总结了针刺的十四种手法，流传至今，久盛不衰，并已走向世界。

西周《礼记》已有疡医用手法和工具治疗伤痛和骨折的相关记载，但医家治疗骨伤病却未在《黄帝内经》记载。东汉医家华佗发明了麻沸散，施骨外科手术的故事流传于世。中华人民共和国成立后，骨伤名医尚天裕著《中西医结合治疗骨折》，记述了中医治疗骨伤科疾病相关内容。

唐代有用苎麻蘸水施刮法治疗"沙证"的记载。到元代，危亦林专著《世医得效方》记有治疗"沙证"之法：用苎麻蘸水于颈项、两肘臂、两腕膝等处施以刮法，待见到血凝，皮肤现粟粒状红点之后，覆盖衣被，吃少量粥汤，汗出而愈。之后朱震亨撰有《丹溪心法》，将"沙证"改称"痧证"并流传于世。

拔罐疗法很多老人都会用，以竹、瓷、玻璃为罐，将硬纸点燃放入罐中排气，然后将罐立即叩到酸麻胀痛部位，使皮肤表面红肿发紫，但不出血，或针刺穴位后将罐叩上，以排毒血，达到通经活络、消肿止痛的目的。但留罐时间不宜过长，必须注意观察，以防出现水泡，造成感染。

20 世纪 40 年代，武汉名医孙惠卿以《灵枢·官针》中"扬刺者，内正一，旁内四，而浮之，以治寒气之博大者也"为依据，创立了七星针。用不锈钢针组成"内三，两旁二"的一束，再将竹筷子打洞，将针柄固定其中，使针尖齐平，如七星并列，故名，之后又改称梅花针，因其疗效奇佳，在两湖地区名声远扬。

耳针疗法在我国古代已有应用，明代出现了世界上第一张耳部穴位图。法国学者学习了我国经验，绘制成近代的耳穴图。之后，我国学者又汇总了我国古代和国外的经验，将耳针研究和应用大大向前推进。耳针疗法具有简、便、廉、效又无不良反应的特点，近年来国外掀起了耳针研究的热潮，国际交流广泛开展。我国也制定了耳穴名称与定位的国家标准，并成为制定国际标准的基础，使耳针疗法得到进一步推广和普及。

现代微创手术的发展启发了朱汉章医师，他努力钻研，将不锈钢三棱针加以改造，制成小针刀，开展小针刀微创手术，在慢性经筋粘连性疾病的治疗上取得较理想的疗效。小针刀是中西医结合的产物，它的发明促进了传统针具的新发展，为中医学宝库中的外治法创新做出了贡献。

1987 年，在中国首届艺术节上，大禹时期的文物泗滨浮石以其美妙的声音震惊世界，同时引起中医界兴奋，它被认为极有可能是失传两千年的制作砭具的佳石。经检测，泗滨浮石制成砭具在指背每擦一次可发射超声波脉冲达 3698 次，其频率范围为 2 万 ~ 200 万 Hz。采用先进远红外线探测仪探测，泗滨浮石制成的砭具在最大量程 14.5μm 处其辐射能量密度仍保持高值，将砭块置于距体表 1cm 处，可使体表温度增高 2℃以上，提示砭石具有极远红外线辐射，可加快血流速度，改善微循环。据此，笔者请时任中国针灸学会常务副会长的李维衡教授和有关专家验证后，特请领导批准成立中国针灸学会砭石分会。

《传统医学宝库丛书》编写的宗旨是继承发扬传统医学，为大众健康服务，我们力求做到图文并茂，突出实用性，以利于广大喜爱中医外治法的读者学习和施治参考。书中如有疏漏或不当之处，敬请同道给予指正。

孟竞璧

2021 年 12 月

内容简介

本书由部分清宫流派正骨手法结合笔者的临床经验，兼以吸纳其他正骨手法编写而成。

全书分为三章：第一章为正骨疗法概论，主要讲解了正骨疗法的源流及发展史，重点介绍了正骨八法的起源，正骨疗法的解剖和生理基础，关于正骨疗法手感的获得，以及正骨疗法的适应证和禁忌证；第二章重点图解介绍了正骨八法，以及人体各部位常用的正骨手法，其中描述了骨错缝的手法治疗；第三章主要讲解了二十四种临床常见病的正骨治疗方法，每种疾病按概述、临床表现、诊断要点、手法治疗、注意事项等部分进行讲解。书中的解剖知识和手法操作部分配有相应的图片加以说明，使读者在学习正骨技能的同时，更能了解临床实际应用情况。

本书主要适于正骨专业师生以及从事骨伤科临床的医务工作者参考使用。

正骨疗法是古老中医诊疗体系中重要的方法之一，至今已有千年的历史。与诸多中医疗法的特点一样，正骨疗法不仅有其独到的理论基础，而且尤为重视医师对方法的理解与体悟，以及临证实践中的灵活应用。当前，有许多正骨爱好者甚至部分专业人员仍单纯关注一些正骨技能的操作形式，而不注重手法基本功的磨炼以及理论的真正理解，从而难有更大的进步。清代吴谦主持编纂的《医宗金鉴·正骨心法要旨》（以下简称《要旨》）中指出："一旦临证，机触于外，巧生于内，手随心转，法从手出……使患者不知其所苦。"其中所描述的正骨疗法，关键在于基本功，即"手摸心会……轻而不使患者痛苦"。但要真正熟练掌握手法的技巧，需要认真、刻苦、长期地反复练习，直至娴熟，这是每一个从业者必不可少的阶段。

恰如《要旨》中指出："夫手法者，谓以两手安置所伤之筋骨，使仍复于旧也。但伤有轻重，而手法各有所宜。其痊可之迟速，及遗留残疾与否，皆关乎手法之所施得宜，或失其宜，或未尽其法也。"如真正能达到"所施得宜"，灵活应用，甚至手到病除，殊为不易。手法之于正骨，就如遣方之于内科用药，能够辨证施治，自非一日之功。

此外，在正骨疗法中，《要旨》十分强调理伤手法在骨伤科临床的作用，称"手法者，诚正骨之首务"。认为骨折、脱位不施以手法则无以正其畸形、错位，伤筋者更当以手法理筋活血散瘀。书中概括性并创造性地提出了正骨八法，记载于《医宗金鉴》卷八十七，即摸、接、端、提、按、摩、推、拿。此八法被近现代骨伤医家广泛认同，并在某种程度上被看作是正骨疗法的代名词。源于此，本书以"八法疗疾"命名，一方面是向传统疗法致敬，另一方面是意在强调基础手法以及基本功的重要性。

本书基于骨伤科正骨疗法的理论与临床，着眼于骨伤科临床最为常见的筋伤、骨折、脱位三大病种，参考部位与整体的治疗关系，设置了相应章节。全书涵盖了部分清宫正骨以及当代其他流派的临床常用手法，主要内容针对常用的正骨方法进行了认真的筛选，对具体的手法操作及病症的局部解剖有较为详尽的描述，同时配以精美的操作示意图和解剖图，可以使读者对主要操作点能做到"一目了然"，能在保证贴近临床手法的同时更容易掌握操作要点。

如果说中医是中华文化智慧的结晶，那么正骨疗法好似中医皇冠上璀璨光华的宝石。怀着对中医古老医技的虔诚，我们在继承前人知识的基础上，融入了一些自己的体会，希望能对初学者和学有初成者有所帮助。

缘于编撰时间较为仓促，成书难免有疏漏之处，欢迎广大读者和同道能予以批评指正。

于栋　陈兆军

2022 年仲夏于北京

目录

第一章　正骨疗法概论 ·· 1

第一节　正骨疗法的源流及发展史 ······················· 2

第二节　正骨八法的溯源 ··································· 6

第三节　正骨疗法的解剖和生理基础 ····················· 10

第四节　正骨手法手感的获得 ······························ 12

第五节　正骨手法的适应证和禁忌证 ····················· 16

第二章　部位正骨 ··· 18

第一节　正骨手法三原则 ··································· 19

第二节　八法正骨图解 ····································· 21

第三节　脊柱小关节正骨手法 ······························ 28

第四节　四肢关节紊乱正骨手法 ··························· 55

第三章　正骨疗疾 ··· 72

第一节　筋伤骨病篇 ······································· 72

第二节　骨折篇 ··· 144

第三节　脱位篇 ··· 177

主要参考书籍 ··· 200

第一章　正骨疗法概论

正骨是中国古代医学"十三科"之一，也称为伤科或骨伤科。正骨疗法是中医治疗骨折、关节脱位、骨错缝等运动系统疾病的常用方法，以手法治疗为主。手法治疗在我国已有数千年的历史记载，其应用经历了历代医家无数的创造与革新，在此期间不断发展，积累了丰富的内容，并在临床上形成了诸多流派。各大流派的手法不尽相同，但其原理、目的和基本要求是一致的。手法在治疗范围上主要分为两大派系，即正骨手法与推拿手法。正骨手法在风格上多为简练、明快，技巧之变常在瞬间，术之所施多以所伤部位为主，所治之病多为骨科之病；而推拿按摩手法其风格多为细腻、稳健、绵长，术之所施以经络穴位为主体，所治之病以筋伤为主，兼治内科、妇科、儿科等疾病，其法以点、按、摩、滚、搓、擦为多，更重功力所施。运用手法治疗骨伤、筋伤，往往不只是用一两种手法，而是把几种手法组合起来运用。各种手法不是孤立的，而是相辅相成、互相联合运用的，这对于提高疗效有很大作用。

在应用手法治疗时，医师应当根据患者疾病损伤的类型、部位，以及患者身体状况来选择应用，并要严格掌握手法的适应证及禁忌证，否则将会适得其反，不但达不到治疗目的，还可能加重病情。此外，施术者应具有良好的解剖基础和正骨手法经验，才能在临床上取得更好的疗效。

第一节　正骨疗法的源流及发展史

中医正骨疗法的历史源远流长，早在殷商周时期的甲骨文中即有骨折诊疗的记载。周代《周礼》中记载的疡医已可以用当时的工具治疗创伤、骨折、感染等骨伤科疾病。

春秋战国、秦汉时期的《黄帝内经》确立了中医学的基本理论，其中明确记载了"肾主骨""肝主筋""脾主肌肉""先痛而后肿者，气伤形也；先肿而后痛者，形伤气也"等可以指导临床实践的理论，奠定了正骨疗法的理论基础。马王堆出土的帛书《五十二病方》中载有"痉伤"等病症，还载有治伤方药及治疗方法。

三国两晋时期，名医华佗发明了麻沸散，用于骨外科的手术，其创出的"五禽戏"也证明了通过锻炼身体可以治疗很多疾病。葛洪所著的《肘后救卒方》《抱朴子》等书中，记载了下颌关节脱位的整复手法，并提出应用局部外敷药物加小夹板固定治疗骨折，伤肢"勿令转动"，其提倡的不超过关节的局部固定法成为中医治疗骨折的主要方法，这种外固定法延续了 16 个世纪。同时，葛洪还提出了开放创口可感染"毒气"，并描述了股动脉、腘动脉外伤出血和颅脑损伤以及这些损伤的严重性。对于这些创伤，其主张用酒、葱白水、盐水以及有杀毒作用的药物来处理，还记载了"烧灼止血法"。两晋时，太医署已有专职从事治疗骨折损伤的"折伤医"。《北史》中记载有骨折手术，可以说是切开复位手术疗法的萌芽。

隋唐时期，太医署均设有按摩科治疗骨折，强调正确复位骨折的重要性。《唐书·百官志》说："按摩博士一人，按摩师四人，并从九品下，掌教导引之法以除八疾，损伤折跌者以法正之。"巢元方的《诸病源候论》是我国第一部病因证候学专著，记录了23种金创病、9种腕伤病的证候。书中指出中风、着水、异物污染、死骨以及包扎不严等因素可使开放性骨折感染化脓，这与现代清创手术原则相似。同时，书中论述了"8"字缝合法、分层缝合、清除异物、结扎止血、结扎切除等方法，最早记载了用内固定法治疗骨折。公元739年，陈藏器报告在牲畜骨折后用自然铜屑喂养，在骨折愈合处可发现铜的痕迹。类似的发现，1000年后才由英国人贝尔彻在国外报告。药王孙思邈总结了强筋健骨的药物，其所著的《备急千金要方》中载有打伤方、金疮方、痈疽方等，合计173方，奠定了内服药物治疗骨折的基础。王焘所著的《外台秘要》再次对创伤进行分类，列创伤重症、骨折、关节脱位、伤筋、内伤以及金疮等病症，初步确立了创伤的诊断分类。中医骨科的奠基人蔺道人所著的《仙授理伤续断秘方》记载了骨伤科的治疗原则、治疗步骤以及部分正骨手法，是我国现存最早的一部伤科专著。蔺道人认为骨折的修复依赖气血的生长，提出"反顾者，皆用热药，以生血气。"其治疗骨折首先注重应用手法整复，总结了手摸心会、拔伸牵引、端挤提按以及按摩等复位法，并介绍了椅背复位法整复肩关节脱位和手牵足蹬法整复髋关节后脱位。他继承了葛洪的经验，用小夹板局部外固定治疗骨折，并且十分强调固定后要活动上下关节，认为如此可以活血化瘀，有利于骨折愈合。他还描述了颅骨、胸肋骨、股骨、胫腓骨、前臂骨以及肘、手指、足趾等部位的骨折，同时首次报告了髋关节脱位有前后脱位的类型。蔺道人很重视药物的应用，不仅创制有活血化瘀、舒筋活络功效的外敷、外洗药方，还根据骨折损伤的轻重，以及不同的病程、证候、体质，分别应用攻下逐瘀、活血化瘀、补气补血和调补肝、脾、肾的方药，奠定了辨证论治骨折损伤的理、法、方、药基础。蔺道人的骨折疗法，反映了他的"整体观念""筋骨并重""动静结合""内外兼治""辨证论治"的治疗思想。他对开放性骨折主张用煮过的水冲洗伤口，然后缝合或不缝合而外敷药物，将骨折端进行复位，再用小夹板固定治疗。

宋辽金时期，太医局设"疮肿兼折疡科"，创伤骨科再次确立。当时专门从事接骨的医师遍及城乡，接骨医院也相继出现。《太平圣惠方》和《圣济总录》记载当时治疗骨折有两种特点：一是采用局部充血疗法，用药物煮水淋洗或膏药贴敷、按摩治疗；二是认为骨的修复需要补充骨类物质，因而广泛选用动物骨骼为患者内服治疗。张杲施行骨的切开复位术，发现切除了大块死骨的胫骨还能再生骨骼。同一时期，《夷坚志》记载了当时一位医师用同体骨移植于颌骨缺损处取得成功。直到700年后，英国的麦克尤恩才报道了死骨切除后再生骨以及植骨术的尝试。宋慈著《洗冤集录》中记载了其解剖所观察到的骨、关节结构及检查外伤的方法。

及至元代，"折疡科"改为"正骨兼金镞科"。李仲南首先记载了腰椎骨折，尤其是正骨手法方面，主张用过伸牵引法复位治疗。危亦林著《世医得效方》，制造麻药"草乌散"，记载了肘、腕、踝关节部位的骨折损伤，指出踝部骨折分为外翻和内翻两大类型，应用揣、拽、搦的手法整复这些部位的骨折；同时描写了脊椎屈曲型骨折，首创垂直悬吊法整复，主张应用类似现代的腰围夹板固定脊椎骨折于过伸位。580余年后，英国医师戴维斯才主张用悬吊法处理脊椎骨折。

明代设立"正骨科"，又称"正体科"。朱棣收集编写的《普济方》记载了15个部位的骨折脱位及接骨方法，描写了颈椎骨折脱位，主张用悬吊带快速牵引复位治疗，强调骨折整复后的内外用药。同时，书中还描写了桡骨远端骨折，应用揣搦法复位和超腕关节的夹板外固定治疗，描述了膝关节脱位、髌骨骨折脱位，并将髌骨损伤分为骨折脱位、骨折移位和不移位三种类型。除此以外，书中介绍应用抱膝圈外固定法，载用布巾悬吊于胸前、后的方法纠正肱骨骨折的成角移位，以及用砖头固定牵引治疗下肢骨折。《普济方》书中记载的骨折疗法，注重恢复伤肢的功能，在论述治疗下肢骨折时强调要保持伤肢与健肢的等长和中立位。方贤著《奇效良方》中指出正骨必须先清楚骨骼结构。薛己的《正体类要》中提出用补益气血、肝肾的药物治疗骨折。王肯堂的《疡医准绳》认为整复骨折不应用暴力，强调运用技巧，还描述了用牵引内收法整复髋关节前脱位。

及至清代，吴谦等人编著的《医宗金鉴》记载了正骨图谱和器具图谱，记录各部位骨折脱位达 30 处（颅骨损伤不计），强调手法整复之前要熟识人体骨骼结构，明确诊断；整复手法要做到轻巧稳准，反对暴力复位。书中还介绍了攀索叠砖法、腰部垫枕法和披肩固定治疗脊椎或肩部损伤，描写了各部位骨折损伤的机理，对内外用药实施严格的辨证论治。胡延光的《外科汇纂》中记载了运用夹板外固定关节部位的骨折，以及肱骨髁上骨折、足踝骨折的整复手法和外固定方法。书中提出屈曲腰椎的"腰部枕杠法"整复这类骨折脱位，描述了桡骨远端屈曲型和伸直型两种不同类型骨折，介绍了牵抖法整复和超腕关节的夹板固定，阐述了肌肉扭转外力引起的骨折。钱秀昌的《外科补要》中记载了用提膝、屈髋牵引和伸足外展的手法整复髋关节脱位。赵延海的《救伤秘旨》中报告用布兜牵引固定治疗颈椎骨折脱位。

新中国成立后，党和政府制定了一系列挽救民族文化遗产的政策。著名骨科专家方先之、尚天裕等编著的《中西医结合治疗骨折》一书于 1966 年出版，继而中西医结合方法（尤其是骨伤手法）治疗骨折在全国推广。此书还被译成德文、日文，在国际上广为流传。1977年，有11个国家的医师来华学习中西医结合治疗骨折，这既使中医治疗骨折的经验得到继承发扬，也对世界医学科学产生了影响。

回顾中医治疗骨伤疾病的发展史，可了解到中医正骨学的发展史就是整体观念、辨证论治和动静结合等观点治疗骨伤疾病的形成发展史，也是其整复、外固定、练功和内外用药四大疗法的形成发展史。中医治疗骨折脱位，注重全身整体因素，注重功能锻炼对功能恢复的积极作用，注重安全复位手法的应用，以及应用有利于发挥肢体内动力以及保证功能活动的外固定方法。随着医学科学的现代化，借助于现代化设备技术，古老的中医正骨疗法已经取得突出成绩，同时仍然飞跃发展，为人类健康事业做出贡献。

第二节　正骨八法的溯源

公元1739年，清代乾隆皇帝诏令太医院右院判吴谦主持编纂一套大型医学丛书。吴谦等人经过三年时间，终于完成了这部涵括中医临床各科诊治经验的综合性巨著——《医宗金鉴》。该书共90卷，其中87～90卷为《正骨心法要旨》。有清宫正骨流派的专家分析了书中学术观点的延续性，认为清宫上驷院绰班御医参与了《医宗金鉴·正骨心法要旨》（以下简称《要旨》）的编撰。书中不仅集中体现了他们的骨伤科治疗思想，也汇集了清代以前正骨临床经验之精华。《要旨》十分强调理伤手法在骨伤科临床的作用，称"手法者，诚正骨之首务哉"。认为骨折、脱位等疾病不施以手法则无以正其畸形、错位，伤筋者更当以手法理筋活血散瘀。这些治疗方式被创造性地概括为正骨八法，记载于《医宗金鉴》卷八十七，包括摸、接、端、提、按、摩、推、拿。

《要旨》论正骨八法，言简意赅，对各自的适应证、手法要领、注意事项等均阐发入微。其所述摸法（图1-1），实属诊断性手法，《要旨》谓："摸者，用手细细触摸所伤之处。"以明确病位、伤情，即所谓"以手摸之，自悉其情"，然后方可依法施治。

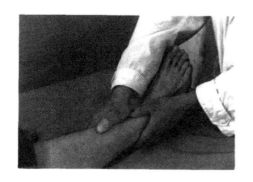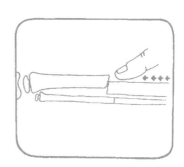

图1-1　摸法

对治疗骨折所述接法（图1-2），强调"凡骨之跌伤错落，或断而两分，或折而陷下，或碎而散乱，或岐而旁突"，应明悉具体情状，"相其形势，缓缓接之"，方可收到预期效果。

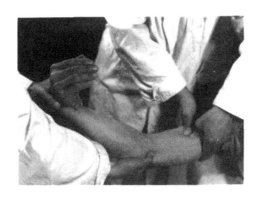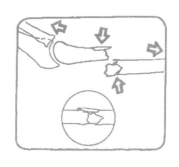

图1-2　接法

至于端法（图1-3）的运用，则强调手法慎当"酌其轻重"，依据伤情"或以下往上端，或从外向内托，或直端、斜端"，不可拘一，力求做到不偏不倚，方可望"愈后无长短不齐之患"。

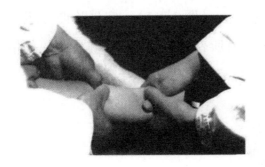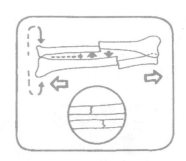

图1-3 端法

对于提法（图1-4），《要旨》着重指出应因人、因病制宜，或用手提，或以绳帛提牵。而无论选用何法，皆当"量伤之轻重深浅"而施治。否则，"倘重者轻提，则病莫能愈；轻者重提，则旧患虽去，而又增新患矣"。

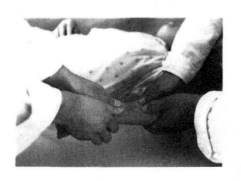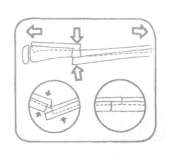

图1-4 提法

按法、摩法（图1-5）适用于筋未断而皮肤筋肉受伤，但肿硬麻木，或跌仆闪失，以致骨缝开错，气血郁滞，为肿为痛者。运用此法，"按其经络，以通郁闭之气，摩其壅聚，以散瘀结之肿，其患可愈"。

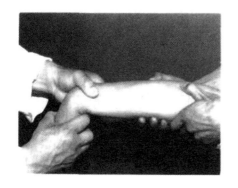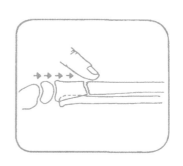

图 1 - 5　按法、摩法

推法、拿法（图 1 - 6）系用于正骨复位，或外伤"肿痛已除，伤痕已愈，而筋急筋纵，气血流行不畅者"。对其运用，《要旨》认为，且当视其虚实，变通施行补泻手法。

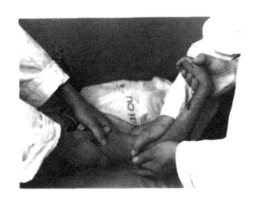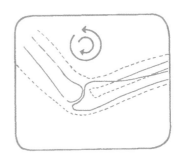

图 1 - 6　推法、拿法

为了使上述八法的运用能收到预期效果，《要旨》在其开篇"手法总论"中阐述手法疗伤务必遵循以下原则：

（1）施用手法前当洞悉病情。对此，《要旨》谓："盖正骨者，须当心明手巧，既知其病情，复善用夫手法，然后治自多效。"此所谓"知其病情"，乃指对损伤情况应有深入细致的了解，如系骨折则当明察其性质与移位方向；倘属脱位，当明辨其全脱、半脱及脱出方位；

对伤筋之证，亦应别其筋强、筋柔、筋正、筋断、筋走、筋粗、筋翻等。此外，对损伤之新旧，有无合并症亦当深究之。同时指出，医师还应明悉患者的体质状况，以便对不同体质的患者施用适宜的治法。否则，"若元气素弱，一旦受伤，势已难支，设手法再误，则万难挽回矣，此所以尤当审慎者也"。

（2）施行手法当及时、适度。《要旨》指出："但伤有轻重，而手法各有所宜，其痊可之迟速，及遗留残疾与否，皆关乎法之所施得宜，或失其宜，或未尽其法也。盖一身之骨体，既非一致，而十二经筋之罗列序属，又各不同，故必素知其体相，识其部位，一旦临证，机触于外，巧生于内，手随心转，法从手出，或拽之离而复合，或推之就而复位，或正其斜，或完其阙，则骨之截断、碎断，筋之弛、纵、卷、翻、转、离、合，虽在肉里，以手扪之，自悉其情，法之所施，使患者不知其苦，方称为手法也。"说明手法的运用务必精心把握，做到及时、稳妥、准确、轻巧而不增其损伤，才能收到满意的效果。

第三节　正骨疗法的解剖和生理基础

正骨疗法治疗骨与关节损伤具有独特的疗效，可以在解剖与生理基础层面发挥治疗作用。

（一）骨折

以长骨干骨折为例，长骨干在骨折后组织可能发生的解剖改变包括以下几点。

1. 骨折本身　骨的连续性及稳定性遭到中断破坏。

2. 骨的供血　骨折后的移位，可能损伤骨髓内的血运供应，从而延缓骨折的愈合，或由于缺血造成骨坏死。

3. 骨膜损伤　骨膜主要提供骨外的血运，同时保证骨折稳定性。骨折部位完整的骨膜可以连接骨折的上下端，同时提示骨折移位较轻，愈后良好。即使骨膜破损，也可以用来维持复位后的位置。

4. 肌肉组织　肌肉有维持和保护骨骼的作用。骨折后，在某些条件下，错位的肌肉会促使骨折移位并妨碍骨折复位。同时，错位的肌肉也有促使骨折复位和防止移位的作用。复位后，肌肉的收缩可以保证骨折端的结合部位紧密接触，有利于骨折的愈合。

5. 邻近神经　骨折后，周围邻近的神经可能会受损或受压，引起疼痛，影响骨折的愈合。

6. 邻近血管　骨折后，周围的动脉可能会发生动脉受压、动脉挫伤、动脉断裂，也可能会引起部分组织缺血而最终坏死。

（二）关节脱位

骨骼、关节囊、韧带、肌肉共同维持关节的稳定性，发生关节脱位后，也会影响这些组织。

1. 关节面及骨骼　脱位后可能有关节面骨折，使关节软骨面创伤不平，从而影响关节的功能同时引起疼痛。

2. 关节囊　脱位后关节囊撕裂，骨的一端可以从关节囊突出，之后关节囊裂孔反而会妨碍骨的复位。

3. 韧带　韧带有稳定关节的作用。韧带严重受损后，可能使关节脱位。

4. 邻近肌肉　关节脱位后，周围的肌肉组织牵拉可能会造成骨折。

5. 邻近神经　关节脱位后，周围的神经可能会受损或受压，引起疼痛。

6. 邻近血管　关节脱位后，周围的血管可能会受损或受压，使组织缺血坏死。

（三）相关作用机理

正骨疗法就是针对骨、关节等组织的解剖和生理功能异常进行对症治疗，具体作用机理如下：

1. 纠正错位　运用正骨疗法，整复骨折和脱位，使其各归其位。骨折端紧密接触，恢复血供，分泌渗液，保持骨膜的完整性，解除对组织的牵拉、扭转、压迫、刺激。

2. 促进组织修复　正骨疗法可以将断裂的组织理顺复位，可以减轻疼痛，促进断面组织生长愈合。

3. 改变位置　正骨疗法可以改变骨与神经的相对位置，减轻压迫和刺激，从而减轻疼痛和麻木。

4. 松解组织　正骨疗法可以松解组织粘连，改变组织的张力，解除组织的牵拉、僵硬、压迫，从而减轻疼痛。

5. 改善代谢　正骨疗法可以促进组织的活动，促进血液、淋巴等体液的循环，从而改善组织的代谢，缓解组织的疲劳，消除炎性介质。

6. 消除水肿　正骨疗法可以活血化瘀，缓解局部组织压力，从而吸收水肿、血肿。

第四节　正骨手法手感的获得

我国关于手法治疗有文字记载的历史已有数千年，关于手法治疗的基本要素虽说法各异，但总体来说分为"技法""手感"两类。历代的记载多以"技法"为主，而对于另一要素"手感"虽有涉及亦多言之不详，究其主要原因有以下几点：

（1）手法中的手感常常是"只可意会，不可言传"，有不好用文字语言详尽描述的感觉，虽然这种感觉实际存在着。

（2）骨伤科的书籍大多对手法中的"技法"较为重视，而对于医师在临床中所体会到的"手感"描述较为简略。手感虽然对于疗效的获得有着至关重要的作用，但并无可靠的测试手段来证实这一点，因此医师只能通过诊疗过程来积累手感。

（3）手法的形式有近百种，各有不同，而"手感"概括而言，只有一种令人莫测的"感觉"。而且，手感常常需要在实践的反复操作中获得，耗费时日，不像技法那样可见易学。

笔者从多年跟师学习以及行医的经历中摸索，对其深有体会。对于手法治疗，如要达到真正疗效，其根本要求不应只重"技法"，没有手感的技法就像失去了方向的箭，疗效也无从谈起。

（一）手感的含义

手感是指医师在施用手法治疗过程中寻找、感知各种组织时的手部感觉。医师可根据手感判断触及的组织是否正常，确定在手法操作中所触及的病位情况，还能调整手法的性质和刺激强度，使其达到治愈疾病的目的。笔者认为，中医正骨手法的手感应该如针灸学的"得气感"一样，医师充分利用手部的高度敏感性，达到不待患者开口便已知病灶之所在的水平。手法中的手感往往不易出现，《医宗金鉴·正骨心法要旨》有云："一旦临证，机触于外，巧生于内，手随心转，法从手出，使患者不知其所苦，方称为手法也。"这里所说的"机触于外，巧生于内"描述的就是对手感的初步获得，而"手随心转，法从手出"就是将手感应用于指导治疗。

　　在点、按、揉、捻等直接作用于体肤并可深入于内的技法中，手感的作用尤为突出；而在搬、抖、摇、接等技法中，手感的作用不甚明显或表现形式不同。现以实践中的点、按为例略加说明。如一高年资手法医师，以手指可很快找到或感知到患者病灶所在，进而点按这一部位，患者即会产生深沉有力并伴有酸、胀、热、窜的感觉，甚至可感到力透四肢乃至躯体。但另外一个同样有力量的人以相同力度点按在这一点上，患者不仅没有特殊的治疗感觉，反而会感到点压处负重过大或疼痛难忍，用患者的话说就是表皮"生疼"，没有那种深沉的"透力"存在，更没有什么治疗作用。这一现象是普遍存在的，如经验丰富的医师和新手医师采用完全相同的治疗手法，但疗效却大不相同，其原因即在于手感的不同。

　　那么这种手感究竟是什么呢？笔者认为它首先是一种灵敏的感觉。它能如探测器一般，在肌肤下感知并触及真正病变的部位。要做到这点，不仅需要医师具有扎实的专业基础，而且还要经过长期实践总结。其次，手感的获取并非单纯依靠力量。参考前面的例子，同样或更大的力量作用于人体上，如果不得要领，那种深沉的"透力"就很微弱或根本不存在，而具有真正手感的"力"常具有穿透性还伴随热、胀、酸等感觉。因此手感是否出现并不以力量大小来决定，这种"力"也不能被认为是单纯的机械力。有些患者对此颇有体会。当一些高年资医师为其做手法治疗时，患者即感觉局部甚至全身发热；而新手医师虽然很用力，他却无任何异常感觉。《推拿学》指出："运用各种手法技巧所做的有用功可起到纠正解剖位置失常作用，这种'功'可能转换成各种能量，并深透到人体内，改变其有关系统的内能。"综上所述，笔者认为手感功力确实存在，它直接影响疗效。技法相同而功力不同，患者会感到明显区别，其疗效也存在很大差异。

（二）手感的获得

从实践中看，手感不完全是随着医师年资的增长而越发明显。它和医师对手法应用的态度，即医师在施行手法治疗时是否精神专注、用心体会有密切关系。同样年资的医师在手感上往往有明显的差异，甚至一些较低年资医师可以比高年资医师手感更明显（通过患者对不同医师实施同一手法的体会来区别）。经过实际观察，凡水平提高不快者，多在日常治疗时不能把精神意识贯注于施用手法上；反之，医师在施手法时集中意识，水平提高就较快。这与气功的意念修炼、意念引导实质是相同的。古代医家之论述多将"导引"与按摩等同视之，也确有其深意。"导引"即现今所言之"气功"，只是它概括了动功与静功的总旨。清代吴尚先在《理论骈文》中说："呼吸吐纳、熊颈鸟伸，八字即'导引'也。"前者即气功的静功，后者即气功的动功。

根据笔者个人体会，在施用点、按、揉、压等手法时有意识地引导力量向患者体内渗透，久之这种渗透之力即可深入，甚至患者有一种力透躯体的感觉。在力的渗透上，一些前辈专家及其著述中也是比较重视的。如《刘寿山正骨经验》指出："揉、捻时的力量由轻至重，使感觉由皮肤而渐达深部筋肉层……使感觉渐次传入深层而患者并不感觉皮肉疼痛。"在实施手法中也要有意念要求，比如上书又说："拿法要求把'力'灌满整个手掌……掐法将力注在指尖等。"这即是以意念引导。《推拿学》明确指出："熟练的手法技术应该是具备持久、有力、均匀、柔和、深透的要求。"这实际是对手法手感功力的描述与要求。

很多人学习手法治疗前进行一定的手法训练，甚至有些人在手法训练前进行一定的气功训练。相当多的医师并没有练过气功，但仍具有一定的"功力"。笔者认为手感的取得在于精神的集中与意识的引导，气功的基本原理亦是如此。故在实施手法时集中意念引导，即可产生与气功相同的效应。总之，在进行手法治疗时，医师的精神意念要随着手法的意图而动，这是取得手感的最简单方法。要使之不断增强，则意念不仅仅要集中在自己手上，更要有意识使力透过患者躯体，在用力上可以适当加大，但并非一味地施蛮力，重在其意。这样"力虽大"而使患者"不知其苦"。

第五节　正骨手法的适应证和禁忌证

正骨手法有着明确的适应证和禁忌证，分别如下：

1. 适应证

（1）未伴神经、血管损伤的闭合性骨折，例如桡骨远端骨折、尺桡骨双骨折、肱骨外科颈骨折、髋关节骨折、胫腓骨骨折、踝关节骨折等。

（2）关节脱位，例如肩关节脱位、颞下颌关节脱位、桡骨小头半脱位、髋关节脱位、踝关节脱位等。

（3）筋伤类骨病，如颈椎病、落枕、胸椎小关节紊乱、腰椎间盘突出症、腰肌劳损、急性腰扭伤、第3腰椎横突综合征、骶髂关节紊乱、肩关节周围炎、腕关节扭伤、踝关节扭伤、指间关节扭伤等。

2. 禁忌证

（1）急性传染病、局部恶性肿瘤、皮肤病、脓肿和脓毒血症、骨关节结核、血友病等。

（2）妊娠3个月左右妇女的急、慢性腰痛。

（3）诊断不明的急性脊柱损伤或伴有脊髓压迫症状，不稳定型脊柱骨折或有脊柱重度滑脱的患者。

（4）老年性骨质疏松，或其他如患有严重内科疾病者，暂时不适应手法治疗者。

（5）肌腱、韧带完全或大部分断裂。

（6）精神病患者，患有骨伤疾病而且对手法治疗又不能合作的患者。

第二章　部位正骨

正骨疗法不仅在治疗骨伤科的骨折疾病方面起主要作用，可使断者复续、陷者复起、碎者复原、突者复平，更在筋伤疾病的应用中起主导作用。我们在本节的内容中也将围绕这两方面的手法，分部位加以介绍。

医师无论在任何部位施术时，手法用力宜轻巧，切忌粗暴，应刚柔相济，以柔克刚，动静结合。对于骨折及脱位的治疗，应尽量使患者恢复到解剖生理功能位置，尽量使骨折的对位、对线良好。在骨病、筋伤的正骨时，在纠正"筋出槽、骨错缝"的同时，不能忽视局部以及全身的情况，如对于脊髓型颈椎病的患者，通常慎用颈椎扳动类正骨手法；对于年老体弱、孕妇以及骨质疏松、强直性脊柱炎、强直畸形、炎症、肿瘤等患者，禁用背法及其他旋转扳动类刺激较大的正骨治疗手法，做到"手法各有所宜，其愈可之迟速，及遗留残疾与否，皆关乎手法之所施得宜"。

总体来讲，笔者认为正骨手法的运用，首先需要对手法有着深入的理解，法之所施，各有不同，但不离"正骨八法"的精神。其次是对手法操作本身的规范、熟练掌握，这是医师在规范自身操作技术的基础上，在长期的训练及临床过程中所形成的一种潜移默化的能力。

本节对不同部位的正骨手法进行提纲挈领式的总结，配以部分理解性、细节性的讲解，希望能对有志于练习正骨手法的读者真正有所裨益。

第一节　正骨手法三原则

《医宗金鉴·正骨心法要旨》明言："知其体相，识其部位，一但临证，机触于外，巧生于内，手随心转，法从手出。"可见手法的标准是绝对性的，但临床运用却是相对性的。运用之妙，在乎心悟也。试归纳正骨手法的三大原则。

1. **法使骤然**　《伤科汇纂》有云："兼劝兼骗是上工，法使骤然人不觉。"疼痛是骨伤科常见的主诉症状之一，患者因痛而恐惧，拒绝接触。因此医师在整复脱臼和骨折时，除了要安慰患者外，可适当加以哄骗，使他转移注意力，同时应立刻以轻快的手法进行整复，使患者疼痛减轻或消失，或感觉痛时已整复完成。例如：一女患者因外伤而致右肩关节脱位，于是其家人领笔者诊察。患者形体肥胖，端坐床上拒不移动，以健侧手抱患臂，被动体位，触及患肢则大叫。当时笔者随身携有注射器，于是见机行事，对患者说："我注射器里有麻醉止痛药，你如果能配合我，离床即可注射。"患者放松依从，下床之际，我一手托其腋下，一手扶其前臂，在她离床瞬间突然施牵引回旋法，只听"啊"一声大叫之余上臼"咯噔"声同时出现，患者关节空虚感及疼痛感骤然消失，当即转动自如。本案疗效显著，但读者须知熟练掌握解剖知识是灵活运用手法的基础，反复临床应用实践是疗效的保障，只有"心明"才能"手巧"。而"兼劝兼骗"在临床上应用得当，有时效果可比一剂镇痛良药。

2. **法从细腻**　无论是检查或治疗，医师都应仔细，切记粗暴随便。检查是为治疗而服务的，所以必须熟悉全身各部位，特别是脊柱、四肢骨骼、关节处解剖特点，以及肌肉、肌腱、韧带起止点和神经血管走行方向等。在治疗前，医师应对病史进行全面了解和详细检查，结合 X 线片分析骨折移位情况和发生原因，在医师脑海内形成一个立体概念。"整复是骨折发生和逆行过程"，因此术前做到"知其体相，识其部位"，才能达到"心中有数，随心应手，手到病除"的目的。如治疗桡骨远端伸直型骨折之牵抖手法，牵、顶、抖一气呵成，达到"患者知痛骨已拢"之境。但"伤有重轻，而手法各有所宜，其痊愈之迟速，及遗留残疾与否，皆关乎手法之所施，得宜或失其宜，或未尽其法"，可见手法因细致而稳准，骨合有期；粗暴随意，徒增损伤。而辨年龄与体质、骨折部位、类型及移位程度等，均离不开一个"细"字。

3. **法从轻巧** 所谓"机触于外，巧生于内"，又云"善正骨者须心明手巧"，手法由八法至十法而至十四法，但"法从手出"在乎一个巧字。临床上治疗骨折，力是基本功，但起主导作用的还是"用脑"，即如何灵活运用手法。如对于肱骨髁间严重粉碎性骨折，整复时先确定主体骨或标志骨（大块骨如外髁或内髁），再整复次要碎骨以大带小，这一般被称为"子寻母骨"。

在骨折的整个治疗过程当中，始终要坚持发挥中医手法正骨的特点，走中西并重汇通的道路，灵活地运用辨证论治的规律。对各种不同的骨折，采用不同的手法进行整复，而使其复位。其正骨手法轻巧有力，迅速准确，整复复位良好。

中医正骨的治疗原则，强调了整体观念、早期复位、筋骨并治、动静结合、功能锻炼等原则。并且采用夹板或纸板包扎固定，便于及时打开复查，减少了骨折后遗症的发生，如应用得当，其效果常优于石膏固定。

第二节　八法正骨图解

医学著作《医宗金鉴》高度概括总结了正骨八法，即诊断治疗骨关节损伤的八种手法，记载于《医宗金鉴》卷八十七，包括摸、接、端、提、按、摩、推、拿。其文曰：

摸者，用手细细摸其所伤之处，或骨断、骨碎、骨歪、骨整、骨软、骨硬、筋强、筋柔、筋断、筋走、筋粗、筋翻、筋寒、筋热；以及表里虚实，并所患之新旧也。先摸其或为跌仆，或为错闪，或为打撞，然后依法治之。

接者，谓使已断之骨，合拢一处，复归于旧也。凡骨折跌伤错落，或断而两分，或折而陷下，或碎而散乱，或歧而旁突，相其形势，徐徐接之，使断者复续，陷者复起，碎者复完，突者复平。或用手法，或用器具，或手法、器具分先后而兼用之，是在医师。

端者，两手或一手擒定应端之处，酌其重轻，或从下往上端，或从外向内托，或直端、斜端也。盖骨离其位，必以手法端之，则不待旷日迟久，而骨缝即合，仍须不偏不倚，庶愈后无长短不齐之患。

提者，谓陷下之骨，提出如旧也。其法非一，有两手提者，有用绳帛系高处提者，有提后用器具辅之不致仍陷者，必所伤之轻重浅深，然后施治。倘重者轻提，则病莫能愈；轻者重提，则旧患虽去，而又增新患矣。

按者，谓以手往下抑之也。摩者，谓徐徐揉摩之也。此法盖为皮肤筋肉受伤，但肿硬麻木，而骨未断折者设也。或因跌仆闪失，以致骨缝开错，气血郁滞，为肿为痛，宜用按摩法，按其经络，以通郁闭之气，摩其壅聚，以散瘀结之肿，其患可愈。

推者，谓以下推之，使还旧处也。拿者，或两手捏定患处，酌其宜轻宜重，缓缓焉以复其位也。若肿痛已除，伤痕已愈，其中或有筋急而转摇不甚便利，或有筋纵而运动不甚自如，又或有骨节间微有错落不合缝者，是伤虽平，而气血之流行未畅，不宜接、整、端、提等法，惟宜推拿，以通经络气血也。盖人身之经穴，有大经细络之分，一推一拿，视其虚实酌而用之，则有宣通补泻之法，所以患者无不愈也。

以上诸条，乃八法之大略如此。至于临证之权衡，一时之巧妙，神而明之，存乎其人矣。而到了现代，当代骨伤医师对正骨八法加以完善，又提出了新正骨八法，即手摸心会、拔伸牵引、旋转屈伸、提按端挤、摇摆触碰、按摩推拿、夹挤分骨、折顶回旋，以下图文加以详解。

（一）手摸心会

骨折整复前，医师用手指指腹触摸骨折部位，要求手法先轻后重，由浅入深，由远及近，两头相对，用心体会骨折移位情况，判断是分离还是骨碎。了解骨折端在肢体内移位的具体方位，再与 X 线片相结合，在头脑中构成一个骨折移位的立体形象。

（二）拔伸牵引

本法主要是克服肌肉抵抗力，矫正患肢的短缩移位，恢复肢体的长度。由一人或数人持握骨折远近端，按照"欲合先离，离而复合"的原则，沿肢体的纵轴，由远近骨折段作对抗牵引（图 2－1）。开始牵引时肢体先保持在原来的位置，然后再按整复的步骤改变肢体的方向，持续牵引。

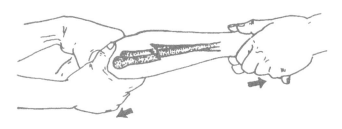

图 2 - 1　拔伸牵引

（三）旋转屈伸

本法主要矫正骨折断端的旋转及成角畸形，尤其适用于靠近关节部位的骨折。这种手法弥补了单纯拔伸牵引的不足。肢体有旋转畸形时，医师手握其远段，在拔伸状态下围绕肢体纵轴向左或向右旋转（图 2 - 2），以恢复肢体的正常生理轴线；屈伸时，医师一手固定关节近段（图 2 - 3），另一手握住远段沿关节的冠状轴摆动肢体，进而屈伸，以整复骨折脱位。

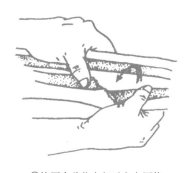

①按原来移位向相反方向围绕

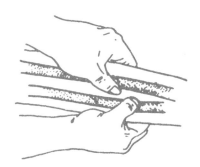

②背向移位矫正

图 2 - 2　旋转畸形复位

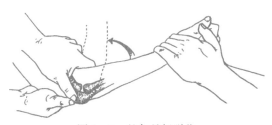

图 2 - 3　整复骨折脱位

（四）提按端挤

本法主要用于纠正骨折内外侧移位和前后侧移位。对骨折内外侧移位者用端挤手法（图2-4），医师以一手固定骨折近端，另一手握住骨折远端，用四指向医师方向用力谓之端，用拇指反向用力谓之挤，将向外突出的骨折端向内挤迫。操作时用力要适当，方向要正确，着力点要稳固。对于骨折前后侧移位者用提按手法（图2-5），医师以双手拇指向下按于骨折处突起的一端，其余手指向上提起骨折处下陷的一端，使骨折两端对合。医师手指与患者皮肤应紧密接触，避免在皮肤上来回摩擦而引起损伤。

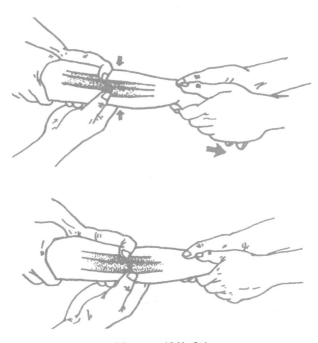

图2-4　端挤手法

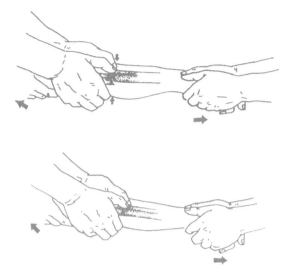

图 2-5 提按手法

（五）摇摆触碰

本法适用于横断型及锯齿型骨折。医师可用双手固定骨折部（图 2-6），由助手在稳定的维持牵引状态下，沿左右或前后方向轻轻摇摆骨折远段，至骨折断端间的骨擦音逐渐变小或消失，此为摇摆法。而触碰法则是医师一手固定骨折部的夹板，另一手轻轻叩击骨折的远端，使骨折断端紧密嵌插，增加稳定性。

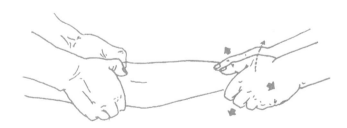

图 2-6 摇摆触碰

（六）夹挤分骨

本法适用于矫正两骨并列部位骨折的侧方移位。骨折后桡尺两骨靠拢，骨间膜松弛，发生旋转畸形，医师以双手拇指及食、中、无名三指分别由骨折部的掌背侧或前后侧对向夹挤两骨间隙（图 2 - 7），使骨间膜紧张，靠拢的骨折端分开，远近骨折段相对稳定。并列双骨折可参照单骨折复位。

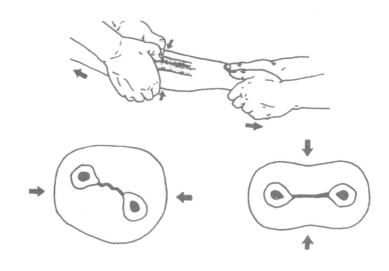

图 2 - 7　夹挤分骨

（七）折顶回旋

折顶法适用于矫正肌肉丰厚部位的骨折，且单靠牵引的力量不能完全矫正的重叠移位。操作时，医师双手拇指抵压骨折处突出的一端（图 2 - 8），其余四指则重叠环抱于骨折处下陷的另一端，在牵引状态用力向下挤压骨折突出端，加大骨折成角畸形至 30° ~ 50°，依靠拇指的感觉，当骨折的远近端骨皮质已经相抵时，骤然反折。反折时，环抱于骨折另一端的四指将下陷的骨折端猛力向上提起，而拇指则持续向下压迫突出的骨折端，这样较容易矫正重叠移位畸形。

回旋手法多用于矫正背向移位的斜型、螺旋型骨折，或有软组织嵌入的骨折。使用回旋手法时，有软组织嵌入的横断骨折，须加大牵引，按原来骨折移位方向逆向回转，使断端相对。可从断端的骨擦音来判断嵌入的软组织是否完全解脱。

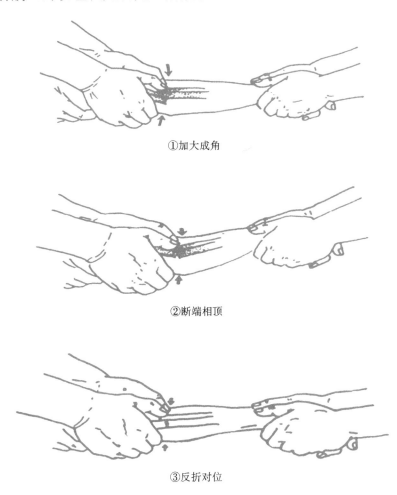

①加大成角

②断端相顶

③反折对位

图2-8　折顶复位

（八）按摩推拿

本法适用于在骨折复位后调理骨折周围的软组织，可使扭转曲折的肌肉、肌腱，并随着骨折复位而舒展通达，这对关节附近的骨折尤为重要。操作时，手法要轻柔，按照肌肉、肌腱的走行方向由上而下顺骨捋筋，达到散瘀舒筋的目的。

正骨八法为中医骨伤科针对运动系统损伤及相关疾病运用手法的基础，其治疗范围外延上涵盖骨折、脱位、筋伤三个主要方面。本章的后两节将着重介绍脊柱和关节部位治疗骨错缝的手法，属于筋伤范畴；另外两方面的手法治疗将在后面相应疾病章节进行介绍。

第三节　脊柱小关节正骨手法

《医宗金鉴》明确提出了"骨缝开错"理论，对正骨推拿有着极大的指导意义。《医宗金鉴·正骨心法要旨》曰："背者，自后身大椎骨以下，腰以上之通称也。其骨一名脊骨，一名膂骨，俗呼脊梁骨。其形一条居中，共二十一节，下尽尻骨之端，上载两肩，内系脏腑，其两旁诸骨，附接横叠，而弯合于前，则为胸胁也。先受风寒，后被跌打损伤，瘀聚凝结，若脊筋陇起，骨缝必错，则成伛偻之形。"

对于治疗脊柱骨错缝（关节突关节功能紊乱），《医宗金鉴》主张先手法放松软组织，再行按脊复位手法，并配合药物内服外敷。《医宗金鉴·正骨心法要旨》曰："当先揉筋，令其和软；再按其骨，徐徐合缝，背膂始直。内服正骨紫金丹，再敷定痛散，以烧红铁器烙之，觉热去敷药，再贴混元膏。"

《医宗金鉴》卷八十九中还有不少独特的正骨手法的运用实例，如腰部软组织损伤用坐位脊柱拔伸法治疗，即："腰骨，即脊骨十四椎、十五椎、十六椎间骨也。若跌打损伤，瘀聚凝结，身必俯卧，若欲仰卧、侧卧皆不能也。疼痛难忍，腰筋僵硬，宜用手法：将两旁脊筋向内归附膂骨，治者立于高处，将病人两手高举，则脊筋全舒；再令病人仰面昂胸，则膂骨正而患除矣。内服补筋丸，外贴万灵膏，灸熨止痛散。"

脊柱的复位手法有很多种，临床上因医师风格不同而方法各异，但基本上都是在摇正法、推正法、旋转法、扳按法和冲压法等基础上进行演变或综合运用，以稳妥、安全，且能完成复位为准则。现选取其中常用手法，对其基本操作加以介绍，应用于具体疾病时，手法还可能会有调整变化，这些会在疾病治疗篇中再述。

一、颈椎正骨手法

1. 颈椎不定点旋转扳法

［体位］患者正坐，医师站在患者身后，稍微侧身。

［操作］以右旋为例。医师用右肘窝放在患者颌下，左手托住枕部，轻提并且旋转颈部活动2～3次，使其颈部放松。然后保持上提，牵引颈部，并使其头微屈，同时将患者头颈右旋至有固定感时，右肘部再稍加用力右旋颈部，此时即可听到弹响声（图2－9）。做完右侧后，用同样手法向左侧旋转一次。

旋转复位用力应稳妥、轻柔，旋转要适度，不宜过大，切忌粗暴。

2. 颈椎拔伸推按法

本套手法以推按为主，可被动牵拉颈肩背部软组织，故对于软组织损伤后的组织僵硬、沉重疼痛者可起到缓解痉挛、松解粘连、通络止痛的作用。

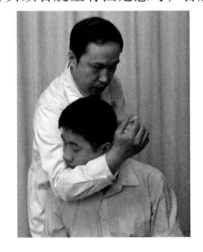

图2－9 颈椎不定点旋转扳法

［体位］以右侧为例。患者取坐位，医师站在患者右前方。

［操作］医师右手扶住患者头部右侧，左手握住患者右手2～5指，肘后部顶住患者肘窝部。令患者屈肘，然后医师右手推按患者头部，左手同时向相反方向用力，拔伸推按次数。以劈法及散法放松软组织（图2－10）。

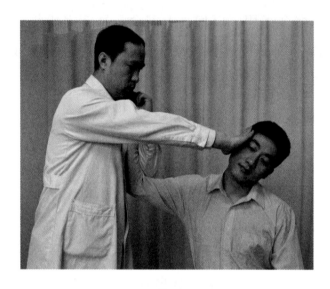

图2－10　颈椎拔伸推按法

3. 牵引揉捻法

［体位］患者取坐位，医师站在患者身后，双手拇指置于枕骨乳突处，其余四指托住下颌。

［操作］医师双前臂压住患者双肩，双手腕立起，牵引颈椎。保持牵引力，环转摇晃患者头部数次。继续保持牵引力，使患者头部前屈后伸运动。医师右手改为托住下颌部，同时用肩及枕部顶在患者右侧颞枕部以固定头部。保持牵引力，以左手拇指按在左侧胸锁乳突肌起点处（或痉挛的颈部肌肉处），之后左手拇指沿胸锁乳突肌自上而下作快速的揉捻，同时将患者头部缓缓向右侧旋转。以颈部散法和劈

法结束治疗（图 2 - 11）。

　　本法适用于颈肌痉挛，尤其是胸锁乳突肌痉挛者，具有舒筋活血、散风止痛、缓解软组织痉挛等作用。

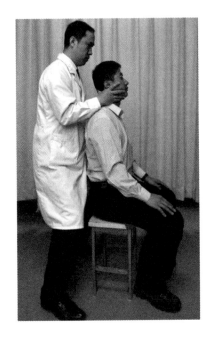
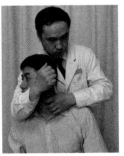
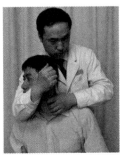

图 2 - 11　牵引揉捻法

4. 颈椎定点旋转扳法

　　［体位］患者取端坐位，医师站在患者身后。

　　［操作］以颈椎棘突左偏为例。医师用左手拇指摸清偏歪的颈椎棘突，右手拇指侧向顶住偏歪棘突的左侧，使患者屈颈 30 ~ 40°，向右转 45°，左肘部扶住面颊，向上用力使患者头颈沿矢状轴上向左旋转，并向下压头颅。医师将右手拇指顶住偏歪的棘突，至有固定感稍加用力，听到弹响后按摩颈部，放松椎旁肌肉（图 2 - 12）。

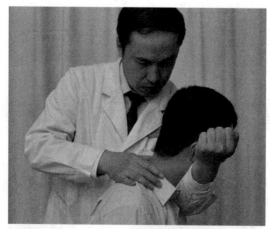

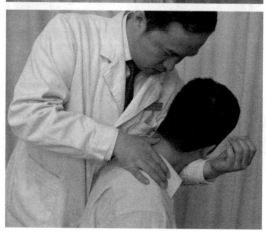

图 2 - 12　颈椎定点旋转扳法

5. 颈椎卧位扳法

［体位］患者仰卧、垫低枕，医师坐于床的头侧。

［操作］医师一手托其下颌，另一手托其枕部，将其头上仰、侧转，缓慢摇动 2 ~ 3 下，嘱患者放松颈部后，将头转至较大幅度，稍加有限度的顿挫力，此时多可听到关节复位时的弹响（咔哒）声。一般先向健侧，后向患侧摇正为好（图 2 - 13）。

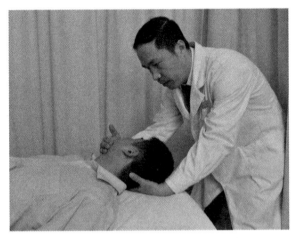

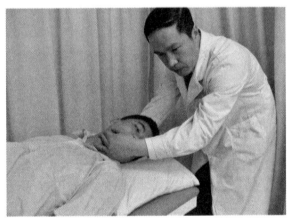

图2-13　颈椎卧位扳法

6. 颈椎快速旋转法

［体位］患者正坐，颈肩放松，头略前屈。医师站其身后。

［操作］医师一手掌前置托住其下颌，另一手托住其枕部后下方，接着双手协同用力，使头颈作向左或向右的被动旋转，转动的速度要慢，幅度要在生理范围之内。当感到患者头颈放松，其注意力转移时，立即进行一个快速而有限度的、增大幅度的旋转手法。若有错位，且复位成功，此时多可听到弹响声（图2-14）。

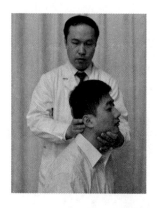
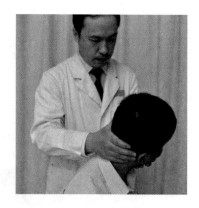

图 2-14　颈椎快速旋转法

［注意］此手法的旋转角度、速度及力量应加以控制，以免对眩晕型或脊髓型颈椎病患者造成可能的危害。

7. 颈椎旋提复位法

［体位］患者取坐位，颈前屈 20°左右，医师立于后方。

［操作］以右侧旋提为例。医师用右手肘窝部托住其下颌部，左手掌紧扶其枕部，使患者头部略前屈。医师左手扶托患者后头部，并令其被动缓慢向右侧旋转至最大限度再前屈，然后左右臂突然发力，作向上直线提拔，此时多可听到弹响声（图 2-15）。

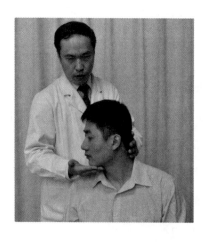
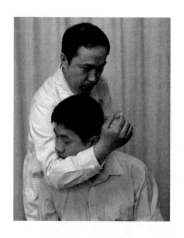

图 2-15　颈椎旋提复位法

[注意] 本法要求提拔的力量较大，但提拔时多不突然加大旋转角度，也不可使颈椎过度后仰旋转拔伸复位。

二、胸椎正骨手法

1. 俯卧推按法

[体位] 患者俯卧，两上肢置于体侧，医师站立于患者一侧，

[操作] 医师右手掌根按压患椎棘突，左手放右手背上，嘱患者作深呼吸，在患者呼气末，即以右手掌根用力向前下方"顿挫"用力按压，常可闻及关节弹响声（图2-16）。也可在推按时令患者双手抓紧床头，一助手握其双踝向下牵引。

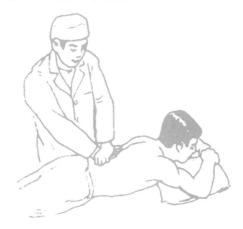

图2-16　俯卧推按法（适于中下段胸椎复位）

2. 坐位端提法

[体位] 患者端坐于矮椅上，全身放松，双手交叉置于头后方。医师弓步蹲于患者身后，双手自患者腋下穿过，并搭放于患者前臂处。

[操作] 医师以胸部顶住患椎棘突，嘱患者展臂后仰上身，在患者呼气末，医师双手用力向后提拉患者双臂，同时以胸部向前上方推顶患者胸椎部，可闻及关节复位声（图2-17）。

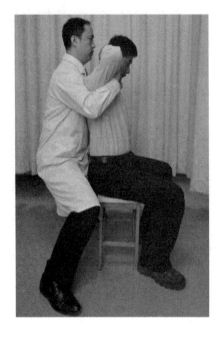
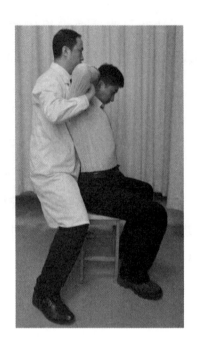

图 2 - 17　坐位端提法（适于上段胸椎复位）

3. 立式复位法

［体位］患者取站立位，双脚分开与肩同宽，双手于胸前交叉，屈颈含胸，医师立于其后方，以胸骨顶住患椎棘突，双手从患者体侧穿过。

［操作］医师托握住患者双肘后方，令患者屈颈并向前伸。当重心落于医师双手掌托肘局部时，医师双手快速向后上方或侧前方拉提，同时胸部向前推顶，即可复位（图 2 - 18）。

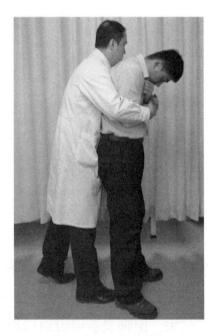

图 2 - 18　立式复位法

4. 掌推法

［体位］患者取俯卧位，双臂放于身旁，医师立于一侧。

［操作］医师寻找到背部压痛点，沿脊柱的长轴，将双手掌以相反方向放于棘突的两侧。若医师站于左侧，则右手指尖朝向患者的头部，左手指尖朝向患者棘尾部；若为右侧，则两手指尖向上述方向相反。双手用爆发力向相反方向推按（图2－19）。

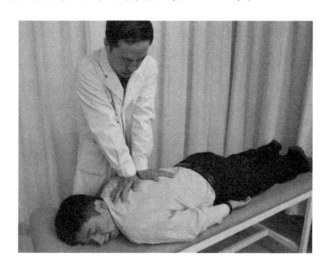

图2－19 掌推法

5. 摇晃捋按法

［体位］患者坐于凳上（助手可双手按压住患者腹股沟处，协助固定），医师右手拿一手巾，站于患者背后．

［操作］医师两臂自患者腋下穿过，抱住患者，将之轻轻摇晃6～7次，再将患者提起，嘱患者深呼吸后，用手巾捂住患者口鼻，并将患者身体向左侧倾斜，再向右侧前屈倾斜，同时速撤捂口鼻之手，将手改按在伤处戳按，同时令患者用力咳嗽，再将按手沿肋骨走向按筋，反复2～3次。本法适于肋椎关节半脱位患者（图2－20）。

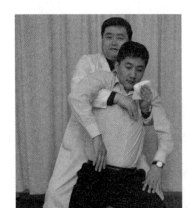
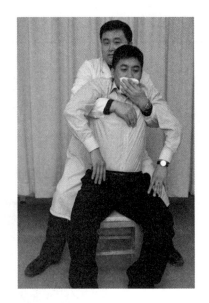
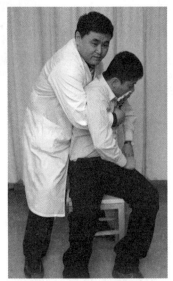

图 2 – 20　摇晃拸按法

6. 膝顶臂提法

［体位］患者取坐位，两手指交叉环抱于后枕部，医师站于患者背后。

［操作］医师用右膝顶住偏歪的棘突或压痛明显的棘突处，双手从患者前臂前方穿过，紧握住患者腋下，嘱患者深呼吸，在其吸气末

骤然向后上方上提双上臂，使患者做扩胸运动，同时膝部轻微向前上方推顶（图2-21）。

注意在手法发力时，医师应使膝部与胸椎后方紧密贴靠。

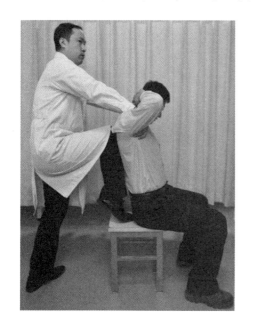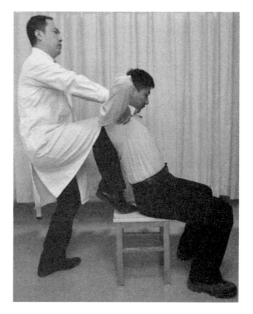

图2-21　膝顶臂提法

7. 坐位后伸推顶法

［体位］患者正坐位，医师坐于患者后方。

［操作］医师摸准后凸棘突后，以右（左）手掌根顶住后凸棘突，嘱患者尽量后伸，使上身重量尽量落在医师手掌上。左（右）手从患者胸前伸过，握拿其上臂，借患者后伸之力，向后上方提拔，待患者后伸到最大限度，右（左）手掌朝关节突关节方向推顶棘突，此时若有一弹响声，则示复位成功（图2-22）。

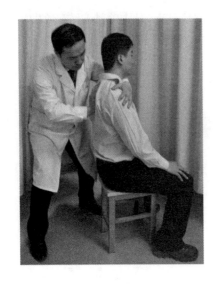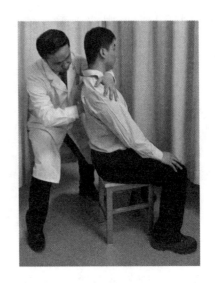

图 2 – 22　坐位后伸推顶法（适用于单纯凸出者）

8. 卧位扳肩法

［体位］患者俯卧或卧于高枕上，上肢平放于身体两侧。医师站立于棘突偏歪的一侧。

［操作］医师以一手掌根部抵压住棘突偏歪侧的旁边，固定不动，另一手扳拉住对侧肩部，向偏歪侧的斜上方拉起肩部。待扳拉肩至掌根下棘突处有明显阻力时，即扳拉肩的力度已传导至此处时，停止用力。接着嘱患者肩背放松或缓慢深呼吸，当感到患者能够松弛时，两手协同用力，一手用力扳拉肩部，另一手掌根向对侧快速推动棘突。此法重点在于把握患者放松状态的时机，亦可变换为：医师仍站立在患者棘突偏歪的一侧，一手掌根抵压住棘突偏歪侧，另一手扳拉住同一侧的肩部，或者是医师站于对侧，一手扳拉偏歪侧的肩部，另一手掌根抵住棘突偏歪侧。其余手法同前（图 2 – 23）。

本法多用于第 3 ~ 9 胸椎的错缝。

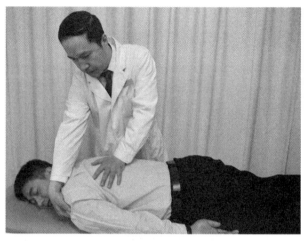

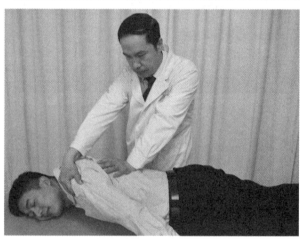

图 2 – 23 卧位扳肩法

9. 旋转复位法

[体位] 以棘突左偏为例。患者取坐位，助手在患者前面，双腿夹住患者右腿，且双手向下压住患者的右大腿，使其稳定不动。医师坐于患者正后方。

[操作] 医师左手从患者胸前向左伸，扶握患者颈部后方，左肘部卡住患者左肩部。右手拇指扣住偏向左侧之棘突。嘱患者作前屈、左侧弯及旋转动作，待脊柱旋转力传到右手拇指时协同用力，把棘突

向右侧推顶，立即可感到指下椎体轻微错动，且常伴有弹响声，此响声示复位（图2-24）。本法适用于胸椎棘突偏歪者。

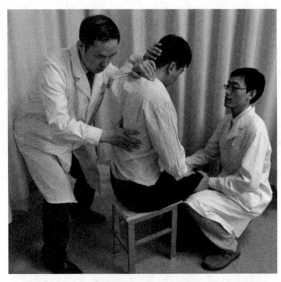

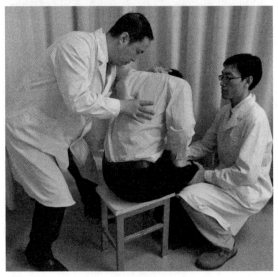

图2-24　旋转复位法

10. 俯卧按压法

［体位］患者取俯卧位，双上肢置于身体两侧，医师站于患者头端。

[操作]　以胸椎中段为例。医师右手掌根按压患椎右侧关节突关节，左手放于对侧的平行位置，双手手指顺势十字交叉，缓缓向脊柱中心斜向45°角挤合用力，当感到有阻抗之力时，双手瞬间发力，力至交叉合力点时，常听到有弹响声，手法完毕，痛点消失（图2－25）。

[注意]　双手同时用力，要控制施力方向与角度。此法可对胸椎区段性侧弯进行调治。

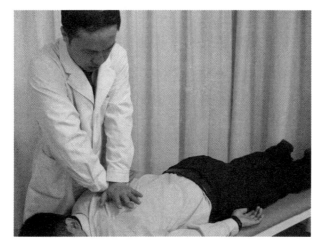

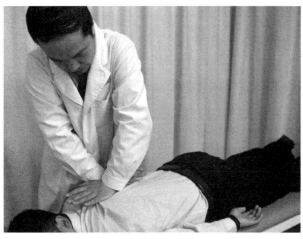

图2－25　俯卧按压法

三、腰椎正骨手法

1. 卧位旋转扳法

［体位］患者侧卧，卧侧下肢伸直，上方下肢屈曲放于对侧小腿上部。医师站在患者前方。

［操作］医师一手扶住患者髂骨后外缘，另一手扶住患者肩前方，同时推肩向前，拉髂骨向后，使腰部扭转至有固定感时，医师小幅度顿挫发力，有时可听到或感觉到"咔哒"响声（图2－26）。

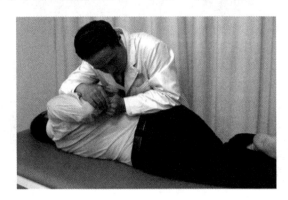

图 2 - 26　卧位旋转扳法

［注意］获得疗效一定要定位准确，即要找准两个旋转力的交点。根据临床经验，如果要调整的位置约在 L_5 节段，扳动的力量应在臀部，肩部只起到固定端作用；如要调整的位置约在 $L_{3/4}$ 及 $L_{4/5}$ 节段，扳动的力量应在两端，即肩部与臀部同时用相等的力；如要调整的位置要调整的位置在 $L_{1/2}$ 及 $L_{2/3}$ 节段，扳动的力量应在肩部，而臀部只起固定作用。此外，除了扳动的力量作用于肩部外，还应将另一只手固定在患椎的下一个椎体棘突处，以感知力量在传递时作用的位置。

2. 坐位旋转扳法

［体位］以右侧为例。患者取坐位，助手站于患者右前方，双腿夹

住患者右膝部，双手按在患者大腿部使其固定不动。医师坐于患者身后，左手从患者腋下绕过放在右颈肩部，右手拇指放在患椎棘突左侧。

[操作] 患者放松腰部肌肉。医师左手扳动患者，使腰部前屈并向左旋转。在有固定感时，医师右手拇指推顶棘突，可听到弹响（图2－27）。

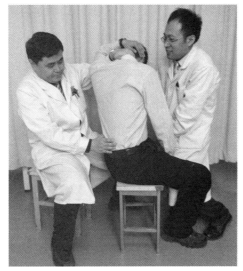

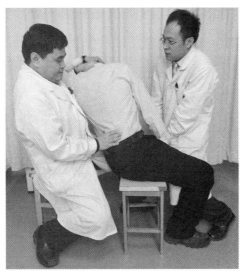

图 2 - 27　坐位旋转扳法

本法适用于腰椎间盘突出症、腰椎小关节紊乱症、假性腰椎滑脱症以及腰部损伤后前屈受限者。

［注意］此整复手法中的被动弯腰、左侧屈和向左旋转的动作必须同时进行，如若分开来一步一步地操作，则复位较难成功，也容易使初学者产生事倍功半的感觉。同时，右手拇指推动棘突的力量也应当随着腰椎的旋转运动顺势而发，不可盲目推动。假如棘突偏左侧，医师则左手和右手交换，助手夹住右腿，操作方向亦相反，但操作的步骤和要求则与整复棘突偏左的手法相同。

3. 推腰扳腿法

［体位］以 L_4 棘突偏右后突为例。患者俯卧，双下肢伸直，医师立其右侧。

［操作］医师右手掌按于 L_4 后突的棘突右侧，左手将患者左膝及大腿托起后伸，并逐渐扳向右后方。医师两手同时徐徐用力，并反复抬起、放下 2~4 次，待其适应后腰部放松时，将其左下肢扳至右后方最大角度，此时右掌加大按压力，左前臂加"闪动力"，将其左下肢有限制地扳动一下，如此便可完成复位动作。其余类型错位可参照此法类推（图2-28）。

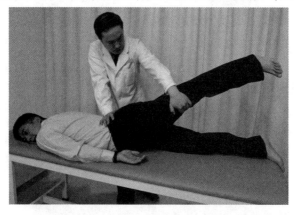

图2-28 推腰扳腿法

本法适用于旋转并反张（后突）的腰后关节错位、腰椎间盘突出症。

4. 滚床法

[体位] 患者仰卧，以软枕保护头部，双手交叉将双膝紧抱（屈髋屈膝），医师站其左侧。

[操作] 医师右手托其肩背部，左手抱其双膝，助患者仰卧起坐，即反复坐起后又卧下，往返滚动，像不倒翁一样。且每次卧下复起时医师维持患者平衡状态，并给予一定的冲击力，使过伸的腰轴在运动中渐次复位（图 2-29）。

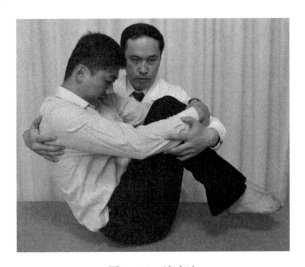

图 2-29　滚床法

本法适用于腰椎小关节多节段轻微紊乱者。

5. 推拍弯腰法

[体位] 患者双足分开，与肩等宽，双手举起，背对床边站立，距床约 10cm。医师面对患者丁字步站立。

[操作] 医师以双手掌轻轻推拍患者胸部数次。在患者不注意时，医师突然手掌猛推患者双髂前部，使患者跌坐于床上（图 2-30）。

本法多用于损伤后腰前屈受限者。

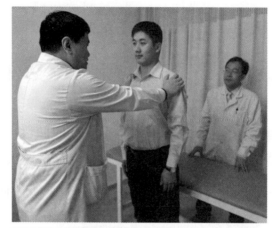

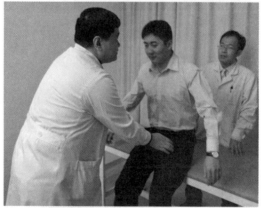

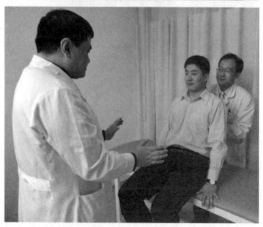

图 2-30　推拍弯腰法

6. 抖腰法

［体位］患者取俯卧位，双手抓住床边，助手站在患者前方并拉住其肩部；或让患者自行扶住床头。医师站在患者下方，双手握住患者踝部。

［操作］医师与助手作对抗牵引。在牵引状态下，医师提起踝部先轻轻上下抖动数次，然后突然将患者快速抖起（图2－31），使医师的牵抖力传导至腰部。

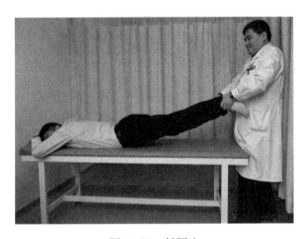

图2－31　抖腰法

7. 屈髋推顶法

［体位］以左侧为例。患者仰卧床沿，两下肢伸直。医师立于患者右侧。

［操作］医师右手握患者右踝或小腿近端，左手扶按右膝。先屈曲右侧髋、膝关节，自外向内运摇5～7次。而后，以左手拇指顶于患侧坐骨结节上方，嘱患者伸直患肢的同时，拇指向该结节深面推顶，此时可闻关节复位响声或手下有关节复位感，手法完毕（图2－32）。

本法适用于治疗急性腰扭伤、急慢性骶髂关节、腰骶髂关节的扭挫伤。

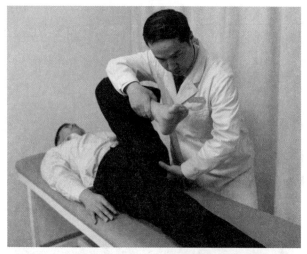

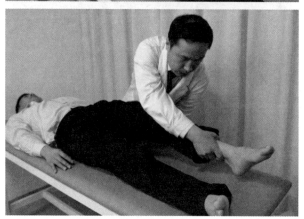

图 2 – 32　屈髋戳按法

8. 坐位摇晃法

［体位］患者取坐位，助手蹲在患者前方，双手固定患者双下肢；医师站在患者身后，双手从腋下抱住患者。

［操作］医师在牵引力下摇晃患者腰部数次，之后将患者向后上方提起，在保持牵引力下向斜后方作左右旋转（图 2 – 33）。

本法适用于治疗腰部急性扭挫伤、坐立困难、后伸受限者。

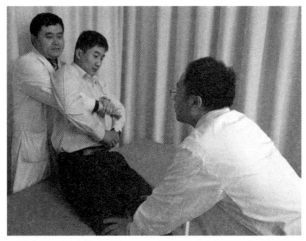

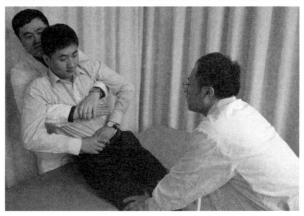

图 2 - 33　坐位摇晃法

9. 弯腰挺立法

[**体位**] 患者双足分开，与肩等宽站立。医师丁字步立于患者身后，左足在患者两足之间，手臂绕过患者小腹。

[**操作**] 医师左手扶在患者小腹部，右手按压患者背部，令其尽量向前弯腰。嘱患者缓缓伸直腰部并后伸，医师用左髋部抵于患者伤处，双手将患者抱起，突然将患者抛出，使其双足落地。医师注意用双手保护患者，防止跌倒（图 2 - 34）。

本法适用于治疗腰部损伤后前屈功能受限者及腰骶关节扭伤者。

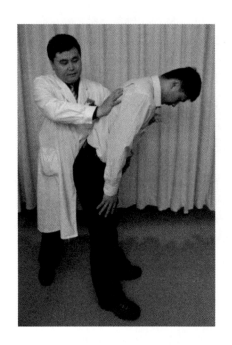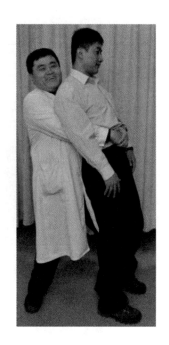

图 2-34　弯腰挺立法

10. 骨盆运摇法

［体位］患者仰卧，膝关节、髋关节屈曲，双膝、双踝并拢、对齐，或双膝并拢对齐，双踝交叉。

［操作］医师立于患者左侧，则右手及右前臂横压以扶住其双膝处，左手持握，以稳定住双踝；接着，使其尽力屈曲膝、髋二关节，并作顺时针和逆时针方向的被动旋转运动。当旋转至左侧方或右侧方时，则尽力使患者臀部抬起，这就需要加大右手及右前臂按压膝部的力度以及左手向左侧斜上方或右侧斜上方推动踝部的力度，从而使力量可以直接传达至腰、骶关节处。如此反复向左或向右旋转6～9次（图2-35）。

本法多用于腰椎下段和骶椎的错动者。

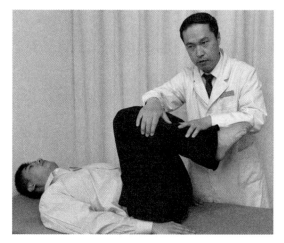

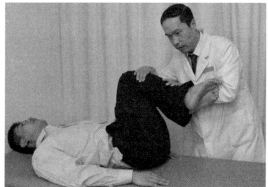

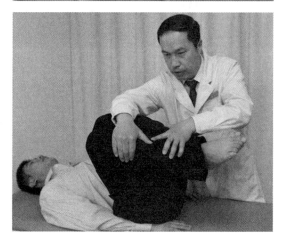

图 2 - 35　骨盆运摇法

11. 单髋过伸复位法

［体位］以右侧骶髂关节后错位为例。患者俯卧，右下肢靠床沿，医师站立于患者右侧。

［操作］医师右手托起患腿膝上部，左手掌根按压右骶髂关节处。先缓缓旋转患肢 3 ~ 5 次，然后用力上提大腿，使患者过伸患肢；同时，右手用力下压，两手向相反方向扳按。此时可听到关节滑动声或手下有关节复位感。最后协助患者做患肢蹬空动作。本法适用于体弱及肌肉欠发达者的骶髂关节后错位（图 2 - 36）。

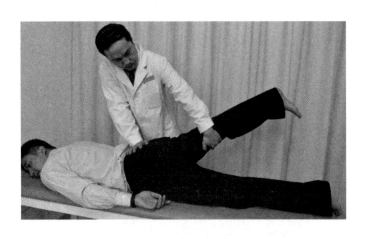

图 2 - 36　单髋过伸复位法

12. 拉踝推髂对抗法

［体位］患者取侧卧位，患侧在上，医师立于患者背后。

［操作］医师以右手推按住患者左侧髂骨翼的后部，左手握住患者左踝关节上方，将踝关节置于 90° 屈曲位，然后左手向后快速牵拉左踝部，同时右手向前推按左髂骨翼后部，两手呈相反方向推拉，同样可听到骶髂关节复位的弹响声（图 2 - 37）。

本法适用于骶髂关节后错位者。

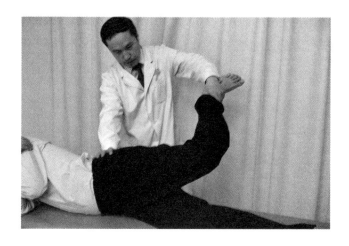

图 2 - 37　拉踝推髂对抗法

第四节　四肢关节紊乱正骨手法

一、上肢关节紊乱正骨手法

1. 小儿桡骨头半脱位手法

手法一　牵拉旋转复位法

［操作］医师用一手握住伤肢肘部，同时将拇指按压于桡骨小头处，另一手握住伤肢腕部，用力牵拉拔伸，同时进行旋前旋后的反复旋转活动，促使其复位（图 2 - 38）。

本法适用于整复小儿桡骨小头半脱位。

［注意］小儿桡骨头半脱位采用手法复位，能取得满意的疗效。不需麻醉，操作前最好哄得患儿合作，手法操作要轻柔，用力要适度。令家长抱住患儿，医师一手握患儿腕部，一手拇指置于桡骨头前外侧，

逐渐将前臂由旋前位转至旋后位，一般在旋后的过程中即可复位。若不能复位，拇指加压于桡骨头外侧，稍加牵引患肘至伸直旋后位，然后屈曲肘关节，一般都能复位成功；也可采用屈肘90°，向旋后方向来回旋转前臂，亦可复位。复位成功时，拇指下可感到或听到桡骨头入臼的弹响声。

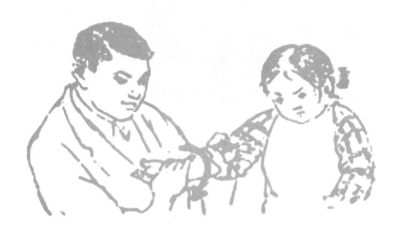

图2-38 牵拉旋转复位法

手法二 屈伸旋摇复位法

[操作] 医师用一手握住伤肢肘部，同时将拇指按压于桡骨小头处。另一手握住伤肢腕部，反复做上肢肘部的屈伸活动和向内及向外的旋摇活动，用以促使其复位（图2-39）。

本法与牵拉旋转复位法操作相近，并常与其相配合应用于小儿桡骨小头半脱位。

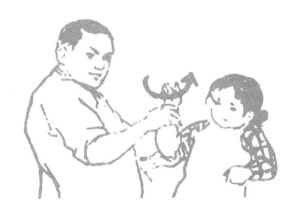

图 2 - 39　屈伸旋摇复位法

手法三　旋摇拔伸复位法

［操作］医师用一手握住伤
肘部固定，另一手握住伤侧指部
或腕部，反复进行旋摇拔伸活动，
使其复位（图 2 - 40）。

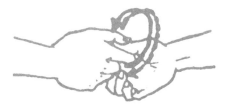

图 2 - 40　旋摇拔指复位法

本法适用于整复轻度的小儿桡骨小头半脱位，也可用于整复手法
后的整理放松，减少微细错缝残留。

2. 下桡尺关节部手法

手法一

［体位］患者正坐位，伤腕伸出，掌心向下。医师站在患者前方，
双手握住腕部，双手拇指置于背侧。助手站在伤肢外侧，双手握住前
臂下端，双手拇指在上，与医师拇指相对。

［操作］医师与助手相对拔伸患者腕部，并环转摇晃数次。之后
医师将患者腕部掌屈，再背伸腕部，同时双手用力向中心挤按，拇指
向下戳按伤处（图 2 - 41）。

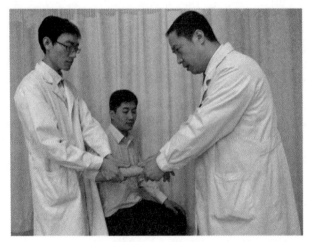

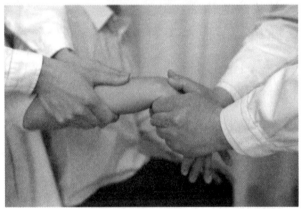

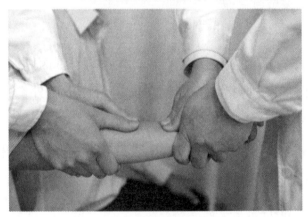

图 2-41　下桡尺关节部手法一

手法二

[体位] 患者取正坐位，伤腕伸出，掌心向下。医师站在患者伤肢外侧，双手握住腕部，双拇指分别放在尺骨小头和桡骨下端背侧。

[操作] 医师双手向前拔伸，同时上下错动，纠正掌背移位。然后双手拿住伤腕不动，身体转到前方，使伤肘部屈曲。再将伤肢伸直高举，腕部背伸，同时双手用力归挤桡骨、尺骨下端，双拇指戳按（图2-42）。

本法主要治疗下尺桡关节部的损伤，具有舒筋消肿、调整关节间的微细错位的作用。手法要求对新鲜损伤者力量要轻柔，不可使用暴力。

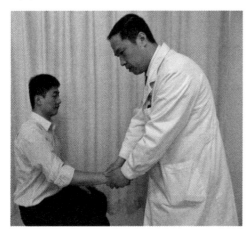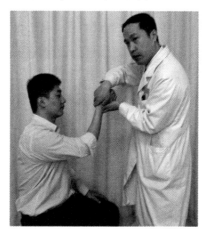

图2-42　下桡尺关节部手法二

3. 腕关节紊乱手法

手法一

[体位] 患者取正坐位，伤肢伸出，手掌向下。医师一手握腕，拇指按在伤处，一手拿住四指。

[操作] 医师两手相对拔伸，摇晃腕部数次，同时拇指在伤处揉捻。在拔伸下将腕关节掌屈。再迅速背伸，同时拇指在伤处戳按。可反复抖动腕部数次（图2-43）。

本手法有两套，主要用于治疗腕背侧软组织损伤，如腕部指总伸肌腱损伤、腱鞘炎及腱鞘囊肿等，具有调整小关节的微细错位、疏理筋骨、消肿止痛的功效。手法操作要求动作熟练，抖腕时动作要协调，力量大小要适宜，不可使用暴力。

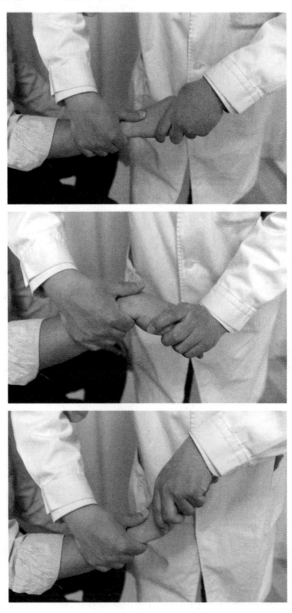

图 2-43　腕关节紊乱手法一

手法二

［体位］患者正坐位，伤腕伸出。医师站在患者前方，双手握腕部，拇指按在伤处，同时，将患者手掌放在医师胸前。

［操作］嘱患者用力推医师胸部。然后迅速将伤肢高举并将伤腕掌屈，再用拿腕之手的拇指从伤处向下顺之（图2-44）。

［注意］本手法的特点是借助患者伤腕之力而完成的，适用于治疗腕掌侧软组织损伤，如腕部深浅屈指肌腱的损伤等。手法操作要求动作连贯熟练，揉捻将顺伤处要准确。

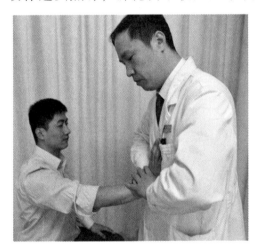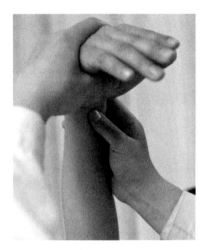

图2-44　腕关节紊乱手法二

4. 腕掌部紊乱手法

本手法由拔摇、揉捻、戳按等组成，用于治疗第一腕掌部的扭挫伤以及此部位的韧带损伤、桡侧屈腕肌腱炎等，具有舒筋活络、解痉止痛和调整腕掌部小关节紊乱的作用。动作要求屈戳时力量不可过大，特别对新损伤者要轻柔。

［体位］患者正坐位，伤腕伸出，掌心向上。

［操作］医师站在患者前方，一手握腕，其拇指按在伤处，另一

手拿住患者第一掌骨和拇指。医师两手相对拔伸并摇晃数次，拇指在伤处揉捻。在拔伸下背伸，再掌屈，同时拇指在伤处戳按（图2－45）。

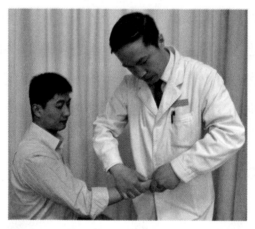

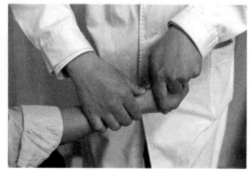

图2－45　腕掌部紊乱手法

5. 第5腕掌部手法

本手法共有两套，以拔摇、揉捻、戳按等组成，主要治疗第5腕掌关节部的扭挫伤、尺侧副韧带损伤、伸屈腕肌腱炎、腱鞘炎等，具有解除粘连、调整关节间紊乱、消肿止痛的功效。动作要求力量大小要适宜，揉捻戳按部位一定要在伤处进行。

手法一

［体位］患者正坐位，伤腕伸出，掌心向上，医师站在患者前方，

一手握腕，拇指按在伤处，另一手拿住手指。

[操作] 医师两手相对拔伸并摇晃数次，拇指在伤处揉捻。在拔伸状态下使腕部向桡侧屈，再迅速向尺侧屈，同时拇指在伤处戳按（图2-46）。

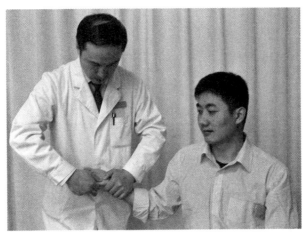

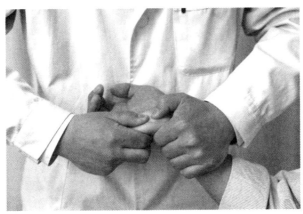

图2-46 第5腕掌关节手法一

手法二

[体位] 患者正坐位，伤腕伸出，掌心向上。医师站在伤侧，一手握腕，拇指按在伤处，另一手拿住手掌。

[操作] 医师两手相对拔伸并摇晃数次，同时拇指在伤处揉捻。将患

者腕部桡屈背伸，再尺屈掌屈，同时医师拇指在伤处戳按（图2-47）。

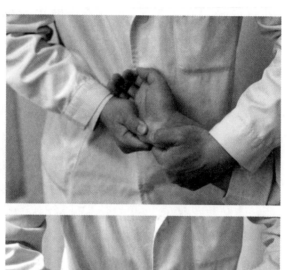

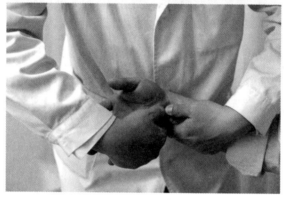

图2-47　第5腕掌关节手法二

6. 掌指、指间关节紊乱手法

手法一　第1掌指关节部手法

本手法由拔摇、揉捻、戳按等动作组成，主要治疗第1掌指关节扭挫伤、屈拇肌腱腱鞘炎，其他掌指关节的损伤也可参照应用此法。本法具有解除粘连、加快组织修复的作用。动作要轻柔，施用手法的部位要准确。

〔体位〕患者正坐位，伤手伸出。医师一手握伤手拇指，另一手拇指按在伤处。

[操作] 医师握拇指之手缓缓拔伸，并摇晃拇指，同时医师用拇指在伤处揉捻。握拇指之手按压拇指，使之屈曲后背伸，同时拇指顺势在伤处戳按（图2-48）。

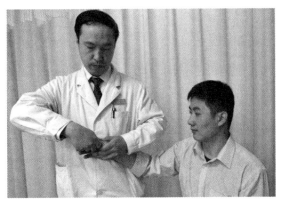

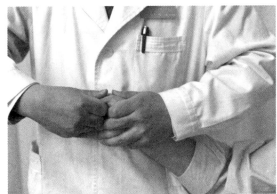

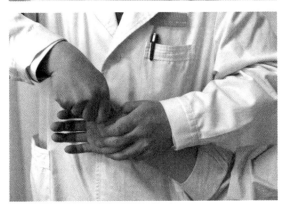

图2-48　第1掌指关节部手法

手法二　指间关节部手法

本手法由拔摇、揉捻等组成。主要治疗指间关节扭挫伤，包括伸屈肌腱及侧副韧带的损伤。手法要求轻柔圆滑，力量不可过大。

［体位］伤手伸出，掌心向下，医师站在患者前方，一手拿住伤指远端，另一手拇食指放在伤处。

［操作］医师握远端的手指节段，在拔伸下摇晃指间关节，另一手拇指、食指揉捻其掌背侧。之后，医师之手改揉捻指间关节两侧。将指关节顺势屈曲再背伸，拿伤处之手戳按伤处，局部轻轻推捋之（图2-49）。

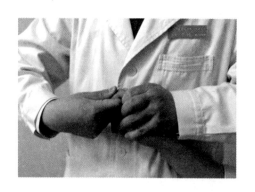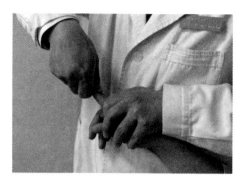

图2-49　指间关节部手法

二、下肢关节紊乱正骨手法

1. 膝关节正骨手法

手法一

［体位］患者取坐位。第一助手在患者伤侧，两手固定大腿；第二助手在患者前方，两手握住足部；医师取半蹲位在伤腿外侧，一手握住伤腿下端，另一手握拳准备击打腘窝部。

［操作］两助手相对用力拔伸，第二助手同时轻轻摇晃小腿数次，

然后医师迅速击打腘窝部。随即医师手握小腿用力屈膝，最后伸直膝部，医师以手掌对伤处轻轻散之（图2-50）。

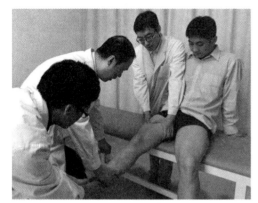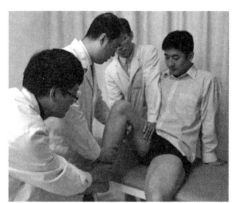

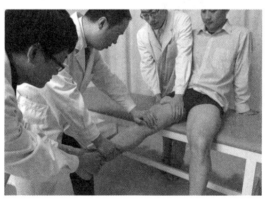

图2-50　膝关节正骨手法一

手法二

［体位］患者仰卧位。医师站在患侧，一手拇指与并拢的四指相对成钳形，拿住髌骨。

［操作］医师拿髌骨之手，将髌骨提起，上下滑动数次。然后，改为一手握踝部并屈膝，另一手握膝，拇指扣住髌骨上缘。逐渐将膝关节拔直，扣住髌骨的拇指顺势将髌骨由上向下推压，反复数次（图2-51）。

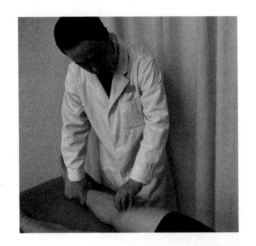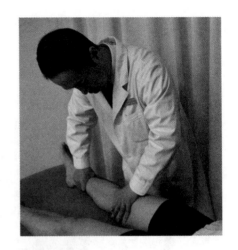

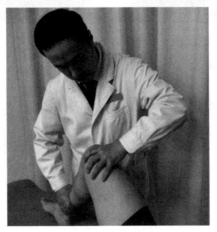

图 2-51　膝关节正骨手法二

以上为膝前侧手法，共有两套，包括拔伸摇晃、击打、推按、揉捻等动作，主要用于治疗膝前侧软组织损伤（如十字韧带损伤）、脂肪垫损伤或肥厚、半月板损伤后引起的交锁、膝关节紊乱症等，具有纠正关节内微细错位、解除半月板交锁、还纳嵌顿组织、活络止痛的作用。施行手法时要求医师与助手配合默契，击打腘窝部及屈膝时要迅速准确。

手法三

本手法包括拔摇、屈膝等，用于治疗膝关节囊和周围软组织损伤后出现粘连而引起的膝关节僵硬、强直以及交锁症，具有松解粘连、滑利关节、消除炎症的作用，使膝关节的功能逐渐得到恢复。动作要求轻稳、柔和，切忌粗暴的生扳硬弯。

［体位］患者取坐位。助手坐在患者伤侧，用两手握住大腿。医师坐在患者伤肢前方，双手扶握膝部。

［操作］助手与医师相对拔伸，并轻轻摇晃小腿。然后医师在患者前方，用双腿夹住患者小腿，两手掌握住膝部。用双腿的力量加大牵引力，并保持牵引力，屈曲膝部。屈曲角度以患者稍感疼痛为度（图2－52）。

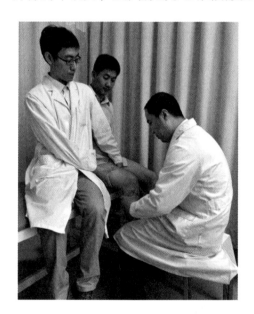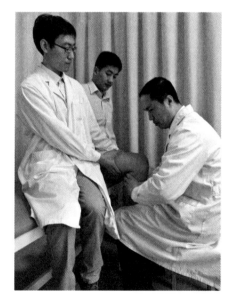

图2－52　膝关节正骨手法三

2. 踝关节正骨手法

手法一　踝外侧手法

本手法由拔摇、揉捻、戳按等组成，主要治疗踝部外侧软组织损伤，如踝外侧副韧带损伤、踝外侧关节面的微细错位等，具有舒筋活络、消肿止痛、调整关节微细错位、利于组织修复的作用。动作要求拔伸力量持续有力，揉捻戳按部位要准确。

［体位］患者取斜侧位或侧卧位，伤肢在上。助手握住伤肢小腿下端，医师双手握住踝部下方，双手拇指按在伤处。

［操作］医师与助手在相对拔伸状态下，摇晃患者踝部数次，同时拇指在伤处揉捻。医师在拔伸下内翻踝部。接上动作，在拔伸下外翻踝部，同时拇指在伤处戳按。最后，医师用拇指在伤处轻轻揉捻、推揉（图2-53）。

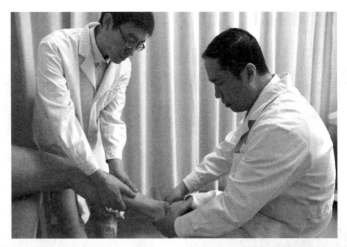

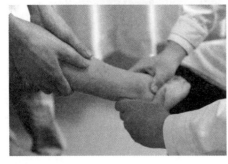 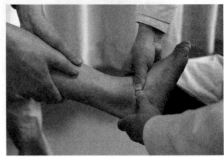

图2-53 踝外侧手法

手法二 踝内侧手法

本手法由拔摇、揉捻、戳按等组成，用于治疗踝部内侧软组织损伤，如踝内侧副韧带损伤以及踝内侧关节面的微细错位，具有舒筋活络、消肿止痛、松解粘连、调整关节面微细错位、加快组织修复的作用。动作要求力量沉稳，刚柔相济。

［体位］患者取侧坐位或侧卧位，伤肢在下并伸出床外，助手双手握住患者踝部上方，医师握住其踝部下方，双手拇指按在伤处。

［操作］医师与助手在相对拔伸下摇晃踝部数次，同时拇指在伤处揉捻。在拔伸状态下外翻患者踝部，接上动作再内翻踝部，同时拇指在伤处戳按。最后用拇指在伤处轻轻揉捻、推捋（图2-54）。

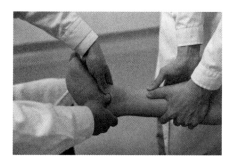 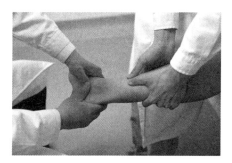

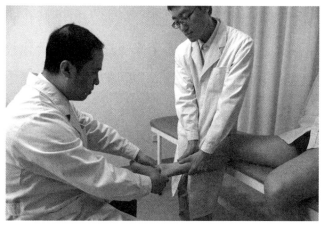

图2-54 踝内侧手法

第三章　正骨疗疾

第一节　筋伤骨病篇

一、颈椎病

【概述】

颈椎病是一种常见的颈段脊柱慢性退行性疾病，是中老年人常见病、多发病，有资料显示颈椎病的患病率为3.8%～17.6%，50岁以上人群中多不同程度出现椎间盘退变。随着人口老龄化程度加重，颈椎病发病率有不断增高的趋势，近年来更是呈现低龄化趋势，特别是在长期从事用电脑等伏案工作以及应用智能手机的人群中。本病又称颈椎退行性关节炎、颈肩综合征或颈椎综合征等，它是指因颈椎间盘退行性变，以及继发性椎间关节退行性变，或感受风寒湿邪（包括咽喉部感染）加重退变，导致颈部动、静力平衡失调，产生椎间盘突出（或膨出）、韧带钙化、骨质增生，从而刺激或压迫颈部神经根、脊髓、椎动脉、交感神经等邻近组织而出现的一系列临床症状和体征的综合征。中医正骨治疗颈椎病疗效显著，通过松解颈椎周围软组织的粘连，解除肌肉痉挛，调整关节以及与椎动脉、交感神经的关系，改善椎动脉血流，最大可能恢复生理曲度，达到恢复颈椎动、静力学平衡的目的。中医正骨对各种类型的颈椎病均有一定的治疗作用，尤其是对于颈型颈椎病和神经根型颈椎病效果尤为明显。

【临床表现】

（一）颈型颈椎病

1. 症状　颈部出现酸、胀、痛等不适感为主。颈部活动受限或强迫体位，肩背部有僵硬感。

2. 体征　颈部僵直，患者颈部多呈"军人立正"姿势，颈椎活动受限，椎旁肌、斜方肌、胸锁乳突肌有明显压痛，患椎棘突间亦有明显压痛。椎间孔挤压试验及臂丛神经牵拉试验均为阴性。

3. 影像学检查　X线片可无明显变化，或见颈椎生理曲度变直或消失，颈椎椎体轻度退变。需要排除椎间盘突出、脊髓受压、骨肿瘤等其他疾病。

（二）神经根型颈椎病

1. 症状　颈肩臂疼痛，可为持续性隐痛或酸痛，也可为阵发性剧痛，或为针刺样、烧灼样疼痛。咳嗽、喷嚏等腹压增高的动作可使疼痛加重。下颈段的病变可出现肩、臂、手部沿神经根分布区的疼痛和麻木，疼痛多呈放射性。感觉障碍与根性疼痛相伴随，以麻木如隔布样、感觉过敏或感觉减弱等为多见，与受累神经根支配区范围相一致。病程较长者可有患肢肌力减退，握物不稳。

2. 体征　颈肌紧张，颈部变直，常处于某一保护体位，被动、主动活动均受限，颈部后伸时易诱发出现疼痛。病变节段之颈椎棘突及棘突旁压痛明显，甚至可出现放射痛。斜方肌、冈上肌、冈下肌、菱形肌等处可找到压痛点。严重者患肢肌力减退，肌张力降低，肱二头肌、肱三头肌肌腱反射与桡骨膜反射减弱。椎间孔挤压试验出现颈痛及肩臂放射痛者为阳性。臂丛神经牵拉试验出现患肢疼痛、麻木者为阳性。

3. 影像学检查

（1）颈椎 X 线片：正位片可见钩椎关节增生。侧位片可见颈椎曲度变直，或反张，或椎节不稳，出现双边、双突影。项韧带钙化，椎间隙变窄，椎体后缘骨质增生。斜位片可见钩椎关节增生，椎间孔变窄、变形，关节突关节增生。

（2）颈椎 CT 或 MRI：可见相应神经根受压，且与临床表现相符。排除脊髓受压、骨肿瘤、骨结核等其他疾病。

（三）椎动脉型颈椎病

1. 症状　颈性眩晕，可有猝倒发作，并伴有头颅症状，如头痛、耳鸣、听力障碍、视力模糊等。

2. 体征　可有颈肩部僵硬、疼痛，旋颈试验阳性等。

3. 影像学检查

（1）颈椎 X 线片：侧位片较重要，可见椎间关节增生，椎间隙变窄，颈曲变直或反张，椎间节段失稳。正位片可见椎体棘突偏歪向一侧，斜位片可见钩椎关节增生、椎间孔变窄、变形。注意要常规摄张口位片，观察寰枢椎是否有移位。

（2）MRA 或椎动脉彩超：显示第 2 段椎动脉（Ⅴ-Ⅱ）有局限性狭窄或扭曲征，除外眼源性、心源性、脑源性及耳源性眩晕。

（四）脊髓型颈椎病

1. 症状　临床上多先表现为一侧或两侧下肢麻木、无力，双腿沉重发紧，步态不稳、笨拙，行走时有踏棉感。继而表现为一侧或双侧上肢麻木、疼痛无力，握力减退，持物易坠，不能完成精细动作，如扣纽扣、夹花生米等。颈部发僵，颈后伸时上肢或四肢窜麻。胸、腹部或骨盆区有束带感。严重者行走困难，二便失禁或尿潴留，甚则四肢瘫痪，卧床不起。

2. 体征　下肢肌张力增高，肌力减退，多有感觉障碍。生理反射亢进，包括肱二头肌、肱三头肌肌腱反射，桡骨膜反射，跟腱、膝腱反射均亢进。病理反射如 Hoffman 征阳性，踝阵挛、髌阵挛阳性，Babinski 征阳性，Chaudack 征阳性。浅反射如腹壁反射、提睾反射多减退或消失，肛门反射常存在。

3. 影像学检查　颈椎 CT 或 MRI 可见脊髓受压表现，并与临床症状相吻合，除外肌萎缩性脊髓侧索硬化症、脊髓肿瘤、继发性粘连性蛛网膜炎等。

（五）交感型颈椎病

对交感神经型颈椎病的认识，目前有较多分歧。一般认为，临床上具有典型的交感神经功能紊乱的症状，而病因不清，同时有颈肩疼痛、手指麻木，或有头痛头昏、眩晕等椎 - 基底动脉供血不足的症状，尤其是影像学检查有颈椎病的典型改变，即可诊断。

1. 症状　交感型颈椎病症状繁多，多数表现为交感神经兴奋症状，少数为交感神经抑制症状。

（1）交感神经兴奋症状：如头痛或偏头痛，有时伴有恶心、呕吐。颈部疼痛，患者常诉说有脖子支持不住自己头部重量的感觉。眼部的症状表现为视物模糊，视力下降、眼窝胀痛、流泪，眼睑无力，瞳孔扩大或缩小。常有耳鸣、听力减退或消失，还可有心前区痛、心律不齐、心跳过速和血压升高等心血管症状。

（2）交感神经抑制症状：头昏眼花、眼睑下垂、流泪、鼻塞、心动过缓、血压偏低、胃肠蠕动增加或嗳气等。

2. 体征　头颈部转动时，颈部和枕部不适与疼痛的症状可明显加重，压迫患者不稳定椎节的棘突，可诱发或加重交感神经症状。

3. 影像学检查　X 线检查除显示颈椎常见的退行性改变外，颈椎过屈、过伸位检查可证实有颈椎节段不稳，其中以 $C_{3/4}$ 椎间不稳最常见。

（六）其他型颈椎病

主要包括食管受压型颈椎病、颈椎不稳定（失稳）型颈椎病、脊髓前中央动脉受压型颈椎病。

（七）混合型颈椎病

同时合并两种或两种以上类型颈椎病症状者称为混合型颈椎病，多见于病程久、年龄较大者。

【应用解剖】

颈椎由 7 节椎骨借椎间盘、椎间关节和韧带等结构组成，其上端承托颅骨，下端与脊柱胸段相连，是脊柱活动度最大的部位。

颈椎椎体上部凹陷，在其两侧稍后方有唇样翘起，称为钩突；与上一椎体的侧方斜坡结合构成椎体侧关节，称钩椎关节或 Luschka 关节。上位颈椎的下关节突与下位颈椎的上关节突构成关节突关节，又称椎间关节，它有引导和限制运动节段运动方向的作用。

颈椎可作屈、伸、侧屈及旋转活动，发生在椎间关节部。每两个相邻的椎节及其连接结构被称为一个功能单位或活动单位（motion unit）。在颈椎的运动中，构成活动单位的每一部分，依照生理或病理的规律承受不同性质的载荷，发生不同方向的活动。除枕寰关节外，每一活动单位中，可环绕纵、横及前后轴发生旋转运动及不同平面上的移动。环绕横轴旋转，形成颈椎屈、伸运动。第5、6颈椎及第4、5颈椎屈伸范围最大。环绕纵轴旋转，形成头颈的左右旋转。寰枢间旋转范围最大，占颈椎旋转范围的50%，在前后轴上旋转构成侧屈；侧屈伴随纵轴上的旋转一同发生。超过生理范围的活动会受到椎间关节及连接结构的限制。如运动外力过大，超过上述结构所能耐受的限度，则引起颈部损伤。

【治疗】

中医正骨手法治疗颈椎病，可调整颈椎内外肌力平衡状态，恢复颈椎正常生理曲度，扩大椎间隙，消除神经根炎性水肿，缓解肌肉痉挛，改善局部血液循环状态，多采用理筋整复、理气活血的手法。以下是几种临床常用的治疗颈椎病的手法。

（一）牵引揉捻法

患者取端坐位，医师立于患者背后，先以滚法放松颈肩部、上背部约5分钟，再按揉、捏拿颈项部，然后以牵引揉捻法操作。双手拇指分别置于两侧枕骨乳突处，其余四指环形相对，托住下颌。双前臂压住患者双肩，双手腕立起，牵引颈椎，保持牵引力约1分钟，同时环转摇晃头部及做头部的前屈后伸运动数次。然后医师改为左肘托住下颌部，用肩及肘部顶在患者右侧颞枕部以固定头部，在保持牵引力状态下，以右手拇指按在痉挛的颈部肌肉处作自上而下的快速揉捻，同时将患者头部缓缓向左侧旋转，最后以颈部的散法和劈法结束治疗（图3-1）。本法适用于颈型颈椎病。

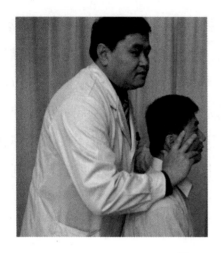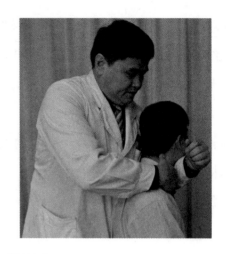

图 3 – 1　牵引揉捻法

（二）孙氏拔伸推按法

患者坐位，医师站于患者侧前方，一手扶住患者头部。另一手握住患者右手 2 ~ 5 指，肘后部顶住患者肘窝部。令患者屈肘，然后医师一手推按头部，另一手将患者上肢向相反方向用力。最后以劈法和散法放松软组织，结束治疗（图 3 – 2）。做完一侧后，接着做另一侧。本法适于颈型颈椎病。

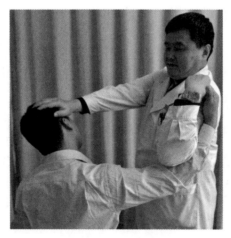

图 3 – 2　拔伸推按法

（三）颈椎病综合手法

患者取端坐位，医师立于其身后，先施以轻柔的按揉手法，或用拇、食指相对揉，或用掌根揉，在颈项、肩背部操作约 5～10 分钟，以充分放松痉挛的肌肉。找到局部的痛点或筋结后，以拇指做轻重交替的按揉顶压和弹拨手法（图 3－3），以局部产生酸、胀感为宜，此手法不宜过重。然后点揉肩中俞，提拿肩井数次，再以拇指点按风池、风府、大抒、大椎、肩髃、肩外俞、曲池、手三里、合谷、内关、外关等穴。拿揉颈项部、三角肌及上臂、前臂肌肉数次，再以滚法在颈项肩背部大范围操作，松解粘连，镇痉止痛。然后以食指、中指搓揉两侧颈肌、斜角肌、胸锁突肌、斜方肌、肩胛提肌。待颈部肌肉完全放松后，行扳法。医师以左肘置于患者颌下，右手托扶枕部，在牵引力下轻轻摇晃数次，使颈部肌肉放松。保持牵引力，使患者头部转向左侧，当达到有固定感时，在牵引下向左侧用力，此时可听到一声或多声弹响，本法可旋完一侧再旋另一侧（图 3－4）。最后以劈法和拍法结束操作。

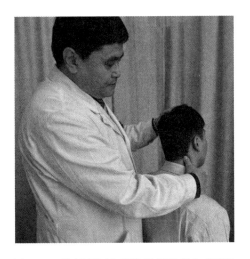

图 3－3　按揉顶压和弹拨局部的痛点或筋结

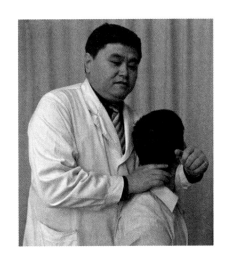

图 3－4　旋转扳法

【功能锻炼】

颈椎病患者需要适当休息，但不能绝对化。需积极地进行功能活动，以调整颈椎和周围软组织的关系，缓解脊髓及神经根的病理刺激，改善血液循环，松弛痉挛肌肉，增强肌力和颈椎的稳定性，缓解颈椎病的症状。

在颈椎病的急性发作期应以静为主，动为辅；在慢性期以动为主，做与项争力、左顾右盼、哪吒探海、回头望月、以头书"凤"等活动，每个动作各做 3~5 次，但椎动脉型颈椎病患者不宜作颈部的旋转运动。此外，还可进行体操、太极拳、八段锦等运动。

【注意事项】

（1）脊髓型颈椎病手法治疗应由经验丰富的医师实施，切忌暴力扳法。手法操作应在明确诊断的基础上进行，宜严格掌握适应证和禁忌证。操作时手法宜轻柔沉稳，切忌粗暴。治疗时常可配合颈部牵引、理疗等，可收到较好的疗效。防止颈肩部受凉，注意保暖，平素多行颈部练功活动。

（2）注意休息，纠正不良姿势，避免长时间伏案工作。

（3）选择高低、软硬适宜的枕头，尽量平卧，并将枕头垫于颈部，以保持颈椎的生理曲度。

（4）神经根型颈椎病应避免患侧卧位，脊髓型颈椎病尤其要注意避免乘车时颈椎的猛烈甩动。

（5）椎体失稳导致的恶心呕吐等症状，急性期可佩戴颈托防止症状加重。

二、落枕

【概述】

落枕，古称失枕，是颈部软组织常见的损伤之一。落枕好发于青壮年，以冬春季多见。本病多由于睡眠时枕头高度或睡眠姿势不当，以致入睡前虽无任何症状，但晨起后即感到项背部酸痛，颈项僵直，活动受限。这说明本病与睡枕及睡姿有密切关系。落枕病程较短，一周左右即可痊愈，及时治疗可缩短病程，不经治疗也多可自愈，但容易复发。现代医师已经注意到经常落枕实质上是颈椎病的前兆，亦有人将频发落枕归为颈椎病的一个分型——颈型颈椎病。

【临床表现】

（一）症状

起病突然，多在晨起后突感颈后部、上背部疼痛不适，以一侧为多，或有两侧均发病者，或一侧重，一侧轻者。疼痛可向肩背放射。颈项部活动受限，头不能自由转动后顾，旋头时常与上身同时转动，以腰部代偿颈部的旋转活动。病情严重者，颈部的屈伸活动亦受限，颈项僵直，头偏向病侧。

（二）体征

颈部肌肉痉挛，尤其以胸锁乳突肌和斜方肌明显，触之如条索状或块状。颈部肌肉压痛阳性，压痛点多在乳突、肩胛骨内上角、冈上窝、冈下窝等处。风寒外束者，颈项僵痛的同时，可有渐渐恶风、头痛、微发热等表证。椎间孔挤压试验及臂丛神经牵拉试验均为阴性。本病病程较短，多在一周即可痊愈，但易于复发。

【应用解剖】

胸锁乳突肌（图3-5）位于颈部两侧皮下，大部分为颈阔肌所覆盖，在颈部形成明显的体表标志。胸锁乳突肌由副神经支配，它起自胸骨柄前面和锁骨的胸骨端，二处会合斜向后上方，止于颞骨的乳突。它的作用是：一侧肌肉收缩使头向同侧倾斜，脸转向对侧；两侧收缩可使头向前屈（低头动作），或当头扬起一定角度时使头继续向后仰（抬头动作）。该肌可维持头部正常的位置并端正姿势，使头在水平方向上从一侧向另一侧观察物体。一侧病变使肌肉痉挛时，可引起斜颈。当睡枕高低不适或睡眠时姿势不良，或遭受风寒湿邪，使胸锁乳突肌长时间受到过度牵拉而受损，肌肉气血凝滞而闭阻不通、不通则痛，则出现僵凝疼痛而发病。

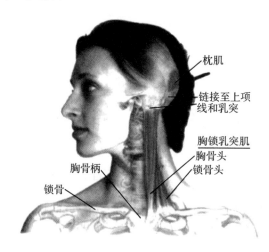

枕肌

链接至上项线和乳突

胸锁乳突肌
胸骨头
锁骨头

胸骨柄

锁骨

图3-5　胸锁乳突肌

【治疗】

（一）常用手法

包括揉捻法、点按法、滚法、弹拨法、拿捏法、牵引法、扳法。

（二）常用取穴

包括风池、肩井、大椎、风门、天柱、肩髃、曲池、阿是等穴。

（三）操作

患者取端坐位，医师立于其后方，先以轻柔的按揉手法在颈项部开始操作约数分钟，以放松痉挛的颈项部肌肉，找到明确的压痛点和痉挛的条索状硬块后，以揉捻法施术，轻重交替并配以点按（图3-6）。

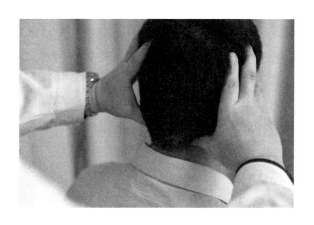

图3-6　点按风池

在揉捻过程中可配以局部的弹拨，力度适中，以患者能忍受为度。再捏拿颈项部、肩井，以掌根按揉颈肩部（图3-7）。然后以点穴手法，分别点按阿是穴、风池、肩井、风门、大椎、天柱、肩髃、曲池等穴。再以力量稍重的滚法在颈项及肩背部操作，广泛松解痉挛的肌肉。最后以颈椎的旋转扳法扳动颈椎，左右各1次，作为结束手法（图3-8）。

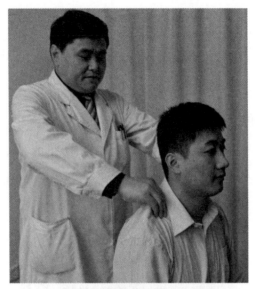

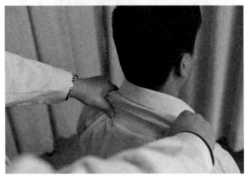

图 3 - 7　捏拿颈项部、肩井

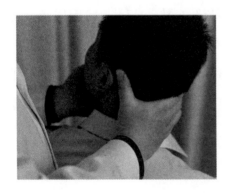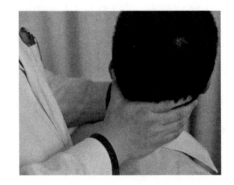

图 3 - 8　旋转扳法

医师也可进行如下操作：患者取坐位，医师站在患者身后，双手拇指置于枕骨乳突处，其余四指托住下颌。医师双前臂压住患者双肩、双手腕立起牵引颈椎。保持牵引状态，环转摇晃头部数次，并作头部前屈后伸运动。然后医师左肘改为托住下颌部，同时用肩部及枕部顶在患者右侧颞枕部以固定头部。保持牵引状态，以右手拇指在右侧痉挛的颈部肌肉处做自上而下的快速揉捻，同时将患者头部缓缓向左侧旋转。以同样的方法在对侧操作一次。

（四）注意事项

落枕急性期手法操作宜轻柔，不可用重手法，操作时间不宜过长，以免加重损伤。严重落枕、颈部不敢转动者，行手法治疗前可先按揉患侧天宗穴 2～3 分钟，并嘱患者轻缓转动颈项，当疼痛稍减后，再用上述手法治疗。手法操作时的扳法不可强求弹响声，以免造成损伤。注意颈项部保暖，不宜睡高枕。

三、胸椎小关节紊乱

【概述】

胸椎小关节紊乱是指上个胸椎下关节突与下个胸椎上关节突构成的关节，因旋转外力引起小关节向侧方离错，导致疼痛和功能障碍，且不能自行复位者。亦有人称为"胸椎后关节紊乱症""胸椎后关节滑膜嵌顿""胸椎失稳"。胸椎小关节紊乱是骨伤科常见疾病，多发生于第 3～7 胸椎，青壮年较多见，学龄前儿童次之，老年人则罕见，女性多于男性，表现除有局部疼痛外，常有肋间神经疼痛、胸腹脏器功能失调及头颈部症状。临床上有时易与呼吸系统、心血管系统疾病相混淆，长期药物治疗效果不佳，反而延误病情，而正确手法治疗则效果确切。

【临床表现】

（一）症状

胸椎小关节紊乱症常有抬、扛、提、举及身体扭转或劳损病史，依据受损部位与炎症波及的组织不同，临床表现各有不同，大体有三方面的症状：

1. 局部关节炎性症状　受损部位棘突突起或凹陷、叩痛和压痛，棘旁肌紧张、压痛，活动受限，有时可触及痛性结节或条索状物。

2. 肋间神经痛　轻者仅表现肋间神经支配范围的不适或疼痛，有时呈现放射性灼痛，重者引起韧带撕裂、肋椎关节半脱位，表现为岔气、季肋部剧痛，胸部压迫感，甚至因挺胸、大声说话或深呼吸而加重，呈现痛苦面容。

3. 胸腹腔脏器功能紊乱失调　胸椎小关节紊乱症引起相应内脏自主神经功能紊乱症状。临床表现为受损交感神经支配区的特异性疼痛综合征（顽固难忍性疼痛，弥漫性疼痛及对刺激感觉异常）、汗液分泌的失常及内脏功能紊乱等。如第 1~4 胸椎损伤，表现为胸闷气急、心烦易躁、胸部堵塞压迫感、咳喘甚至哮喘以及心悸、心律失常（如期前收缩）等呼吸系统和心血管系统的临床表现。第 5~12 胸椎损伤，表现为胃脘胀痛、胃酸过多或过少、食欲不振、腹胀腹痛、消化不良、胃肠道无力或胃肠蠕动亢进，甚至诱发胆囊炎、胃溃疡出血等消化系统的症状。在慢性期可因内脏营养障碍发生各种内脏器质性病变。

（二）体征

检查局部时，患者坐正，脱去上衣，双手交叉抱肩，低头凸背，显露胸椎棘突。医师坐于患者背后，首先观察脊柱有无侧弯，如侧弯不明显者，医师可用右手的食指、中指分别放在棘突两旁，由上向下，沿脊柱用力下压滑动，观察滑动后的指痕（充血带），根据指痕来判断脊柱有无侧弯。然后改为将两手拇指分别放在第 1 颈椎棘突两旁，由上向下耐心细致地逐个触摸上下棘突，判断是否居于中线，是否凸起或凹陷。如发现某一棘突有异常变化时，可用笔划一标记，再作第二次、第三次检查。如检查无误，且与患者自诉的压痛部位相符合，即可诊为本病。

（三）影像学检查

X 线胸椎正侧位片偶见有关胸椎椎体相对应的椎体缘密度增高，骨质增生，韧带钙化，脊柱代偿性侧凸或后凸。可排除骨折、骨病。

在 X 线片检查中，只有 50%～60% 的患者能发现有棘突侧偏改变，而另一部分患者在 X 线片上则无变化，故完全依赖 X 线确诊是不可靠的。但 X 线检查有助于鉴别诊断，可排除一部分骨骼系统的其他病变。

【应用解剖】

由胸椎后关节、肋骨小头关节、肋横突关节三组关节构成，属联动、微动关节。该关节参与胸廓的构成，具有自身特点。

（一）肋头关节

由肋头关节面与胸椎椎体的肋凹及椎间盘构成。其中第 1、11、12 肋头仅与相应胸椎的 1 个肋凹组成关节，其余各肋头均上移，与相应胸椎的上肋凹、上一位胸椎的下肋凹及两者间的椎间盘组成关节。

肋头关节的前面，有肋头辐状韧带加强，韧带自肋头前面，呈扇形放散于相邻的两个胸椎体及椎间盘。在多数肋头关节腔内，肋头与椎间盘之间尚有短纤维构成的肋头关节内韧带连结。第 1、11、12 肋头关节囊较为松弛。

（二）肋横突关节

由肋结节关节面与相应胸椎的横突肋凹构成。第 11、12 肋骨无肋结节，故无此关节。关节囊薄而松弛，在关节的内侧、外侧、上方有下述韧带加强：在关节内侧，关节囊有肋横突韧带附着，此韧带位于肋颈与横突之间；在外侧，有强韧的肋横突外侧韧带，连结横突尖与肋结节；在关节上方，有肋横突上韧带，此韧带起于肋颈的前面和后面，向上止于上一位横突及其根部，此韧带最内缘与胸椎体之间围成1孔，内有肋间后动脉和胸神经的背侧支通过，分布于脊柱两侧。

肋头关节与肋横突关节组成联合运动关节，形式为肋颈以贯穿肋结节和肋头中心的运动轴旋转，完成肋部的升降运动。

（三）胸椎后关节

胸椎的上关节突关节面主要向后、略向上、向外，下关节突关节面主要向前、略向下、向内。所以胸椎后关节的关节面与水平面几乎垂直，呈冠状位排列，更有强大的韧带及肋椎关节在旁，稳定性较强，不易发生脱位。整个胸脊椎的活动度为前屈 50°，后伸 55°，侧屈 100°，旋转 40°，因此胸椎后关节以侧屈为主。

胸椎小关节由关节突关节、肋椎关节和肋横突关节组成（图 3-9）。其中肋横突关节是肋骨结节与胸椎横突的肋凹组成关节，肋椎关节的运动和肋横突关节在功能上是联合的，运动轴为由肋骨小头中点至肋结节的连线，随着胸廓运动肋骨颈绕运动轴旋转；胸椎的关节突关节由相邻椎体的上下关节突构成，其关节面呈冠状，侧方运动比较灵活。

关节细小，关节囊薄，所以易于形成半脱位，从第 1 肋至第 10 肋的肋横突关节由每肋结节关节与横突肋凹构成，关节结构亦不稳定。在外伤、劳损、胸椎椎间盘及胸椎韧带退行性变等情况下，可使胸椎小关节正常位置改变，胸椎内外平衡失调，进而导致胸椎小关节后仰或仰旋移位而紊乱。12 对胸脊神经依次从同序椎间孔穿出，前支除第

1 胸神经参与臂丛组成外，余走行于肋沟内，即为肋间神经（图3－10），后支进入背部，支配部分肌肉及颈、背、腰、腹的部分皮肤。胸交感神经附着于肋骨小头附近，其纤维更换神经元后，各自支配心肌、心血管、胃肠道、盆腔脏器等部，因而在病损时产生一系列类似内脏病损的症状。胸椎小关节紊乱的常见症状是脊背疼痛，但由于胸椎小关节错位程度和对周围神经、血管影响的不同，临床除表现为常见的脊背疼痛外，还可表现为不同程度的急、慢性肋间神经痛和胸腹腔脏器功能紊乱等症状，而这些症状又常被误诊为心血管系统、呼吸系统、消化系统的神经官能症或围绝经期综合征等。

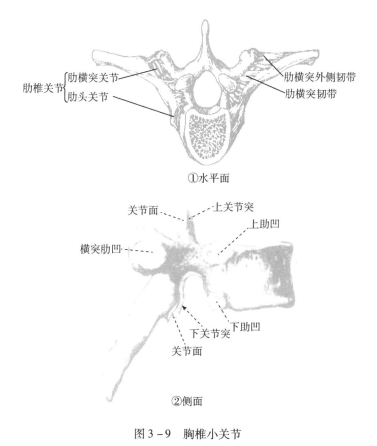

①水平面

②侧面

图3－9　胸椎小关节

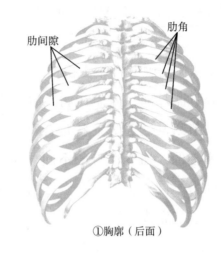

①胸廓（后面）

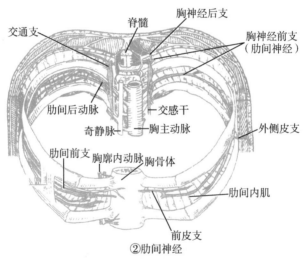

②肋间神经

图3-10　胸廓及胸椎小关节周围神经

【治疗】

中医对胸椎失稳的治疗颇有良法，治疗上注意筋骨并重，标本兼治。既整复错位损伤的关节，又治疗软组织的炎症；既重视脏器病损的内治，又注意纠正平衡的失调。手法治疗是该症的主要治疗手段。

（一）俯卧推按法

患者俯卧，两上肢置于身旁，医师站立于患者右侧，右手掌根按压患椎棘突，左手放右手背上，嘱患者作深呼吸，在患者呼气末，即以右手掌根用力向前下方按压，可闻及关节复位声，适于中下段胸椎复位（图3-11）。也可在推按时令患者双手抓紧床头，一助手握其双踝向下牵引。

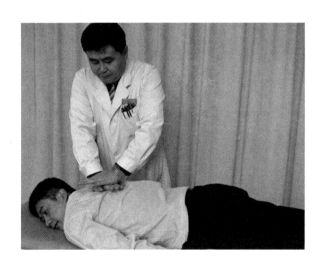

图3-11 俯卧推按法

（二）端坐膝顶法

患者端坐于矮凳上，全身放松，双上肢自然置于体侧。医师立于患者身后，双手自患者肩前扶握于患者双肩前方，右足置于矮凳上，右膝顶住患椎棘突，嘱患者后仰上身靠于医师右膝部，再嘱患者深呼吸，在患者呼气末，医师双手用力向后方拉患肩，同时右膝向前上方推顶患椎，可闻及关节复位声（图3-12）。本法适于上段胸椎复位。

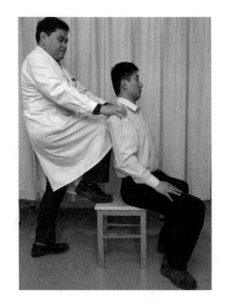

图 3 – 12　端坐顶推法

（三）端坐提肩拍打法

以右侧为例。患者端坐于矮凳上，医师立于患者右侧，右肘置于患者右腋下并用力往上提，嘱患者深吸气后憋气，医师用左手根猛拍患者疼痛部位相应肋间的相邻上下两肋骨处（背部），然后按压局部数次（图 3 –13）。

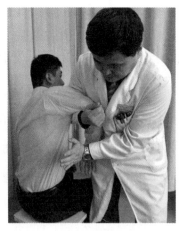 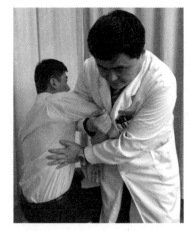

图 3 – 13　端坐提肩拍打法

（四）立式复位法

患者取站立位，双脚分开与肩同宽，双手于胸前交叉，屈颈含胸，医师立于其后方，以右手掌顶住患椎棘突，左手从患者左腋下穿过，握住右腋上臂处，令患者颈背向后仰伸，当重心落于医师右手掌时，医师右掌快速向前上方或侧前方顶推，即可复位（图3－14）。

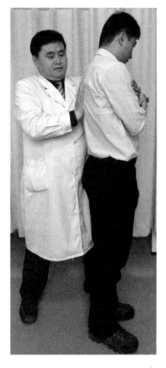

（五）掌推法

患者俯卧位，双臂放于身旁，医师立于一侧，寻找到背部压痛点，沿脊柱的长轴，将双手掌以相反方向放于棘突的两侧。若医师站于左侧，则右手指尖指向患者的

图3－14　立式复位法

头部，左手指尖指向患者棘尾部；若为右侧，则两手指尖向上述方向相反，双手用爆发力向相反方向推按（图3－15）。

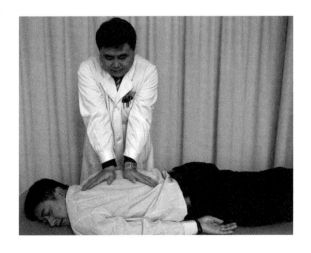

图3－15　掌推法

（六）摇晃捋按法

患者坐于凳上，医师左手拿一手巾，站于患者背后，两臂自患者腋下穿过，抱住患者，将之轻轻摇晃6~7次，再将患者提起，嘱患者深呼吸气后，用手巾捂住患者口鼻，并将患者身体向左侧倾斜，再向右侧倾斜，同时速撤捂口鼻之手，将手改按在伤处戳按，同时令患者用力咳嗽，将按之手沿肋骨走向按筋，反复2~3次（图3-16）。本法适于肋椎关节半脱位患者。

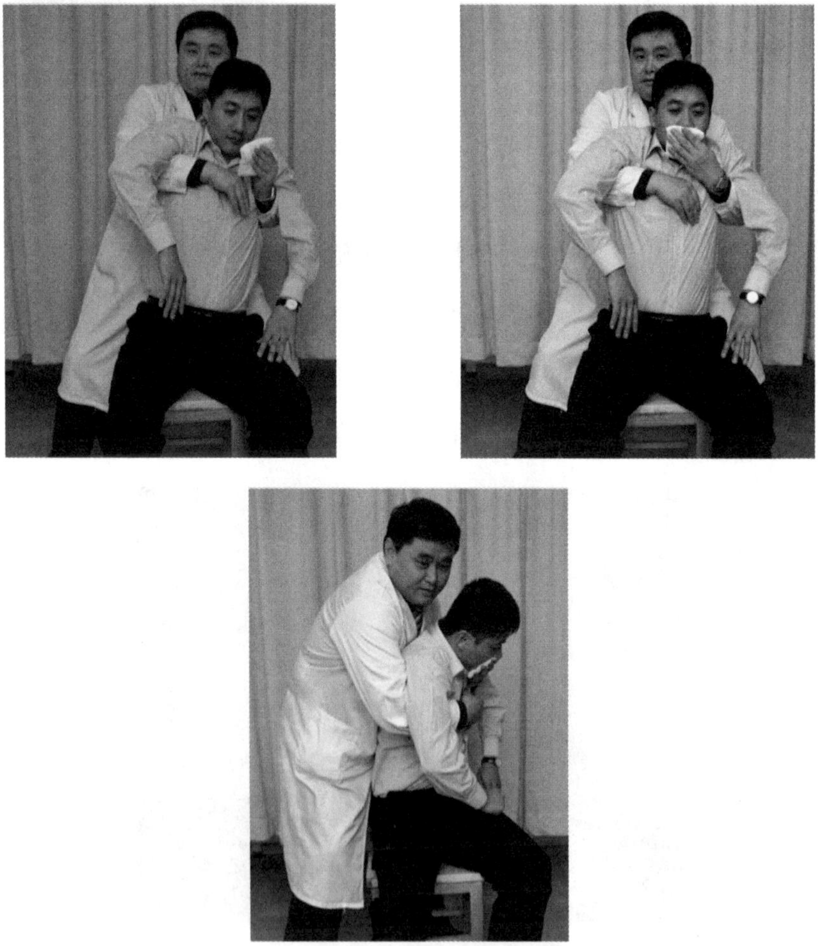

图3-16　摇晃捋按法

（七）胸顶臂提法

患者取坐位，两手指交叉环抱于后枕部，医师立于患者身后，双手从患者腋下穿过，紧握住患者前臂的远端，在患者深呼吸的同时，骤然将上臂上提。注意在上胸段患病时，将患者整个上身略向后倾斜；在中、下胸段患病时，将患者整个上身略向前屈（图3－17）。

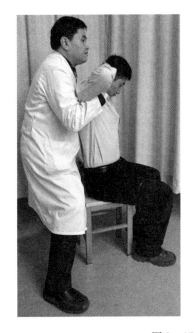
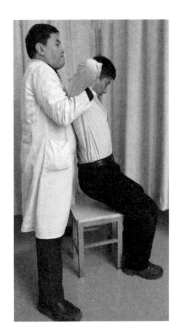

图3－17　胸顶臂提法

四、腰椎间盘突出症

【概述】

腰椎间盘退行性改变，或外伤所致纤维环破裂，髓核从破裂处脱出，压迫腰神经根或马尾神经，而出现腰腿放射性疼痛等一系列神经症状，称为腰椎间盘突出症或腰椎间盘纤维环破裂症（图3－18）。本病多发于壮年体力劳动者，男多于女，20～50岁占90%以上。约70%

的患者有腰部受伤史。正常椎间盘弹性很大，可承受巨大的压力而不致破裂，随着年龄的增长和经常受到挤压、扭转等应力作用和轻微损伤的积累，在30岁以后椎间盘发生退行性变，使纤维环破裂，引起椎间盘病变。

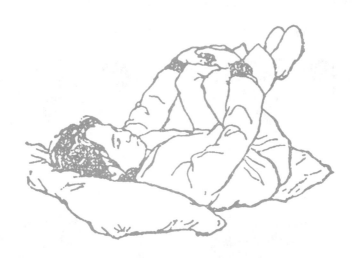

①腰椎间盘突出表现

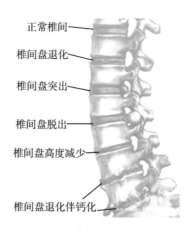

正常椎间

椎间盘退化

椎间盘突出

椎间盘脱出

椎间盘高度减少

椎间盘退化伴钙化

②腰椎间盘纤维环破裂表现

图 3 - 18　腰椎间盘突出症

【临床表现】

1. 腰背部疼痛　这种疼痛出现在腿痛之前，亦可和腿痛同时出现。疼痛主要在下腰部或腰骶部，疼痛的原因主要是因为椎间盘突出后刺激了纤维环外层和后纵韧带中的窦椎神经纤维所产生。疼痛部位较深，难以定位，一般为钝痛、刺痛或放射性疼痛。80% 的患者病侧大腿外侧和大腿根内侧韧带有压痛点。

2. 下肢放射性疼痛　由于腰椎间盘突出多发生在 $L_4 \sim L_5$ 和 $L_5 \sim S_1$ 椎间隙，而坐骨神经正是来自第 4、5 腰神经根和第 1 ~ 3 骶神经根，所以腰椎间盘突出患者多有坐骨神经痛，或先由臀部开始，逐渐放射到大腿后外侧、小腿外侧、足背及足底外侧和足趾。中央型的突出常引起双侧坐骨神经痛。当咳嗽、打喷嚏及大小便等腹内压增高时，下肢会有触电般的放射痛。腿痛重于腰背痛是椎间盘突出症的主要体征之一。

3. 压痛点　压痛点的位置有定位意义。若在某腰椎隙棘突旁有深压痛，并引起或加剧下肢放射痛，即证明该椎间隙是腰椎间盘突出的部位，在患侧臀上皮神经处、腘窝部或承山穴处都可有压痛。若俯卧位检查局部压痛不明显时，患者可取站立位后伸，并向患侧弯曲，使腰背肌松弛，再压棘突旁，如系椎间盘突出，可产生强烈麻木串痛，并放射至足跟。

4. 麻木及皮肤感觉异常　腰椎间盘突出后，可造成神经根接触区域的局部性压迫和牵扯性压迫，使神经根本身的纤维和血管受压而导致缺血缺氧，故受累神经根支配区域出现疼痛、麻木等异常感觉。$L_4 - L_5$ 椎间盘突出可累及第 5 腰神经根并出现大腿后侧、小腿外侧、足背外侧及踇趾背侧感觉麻木异常。$L_5 - S_1$ 椎间盘突出可累及第 4、5 趾背外侧及足底、足踇处皮肤感觉异常。如果椎间盘突出物压迫或刺激椎旁交感神经纤维，可反射性引起下肢血管壁收缩而出现下肢发冷、发凉、足背动脉减弱等现象。

5. 肌肉瘫痪 腰椎间盘突出物压迫神经根时间较长者，可造成神经根缺血、缺氧变性而出现神经麻痹、肌肉瘫痪。L_4－L_5椎间盘突出，可引起第5腰神经根麻痹，导致胫前肌、腓骨长短肌、踇长伸肌和趾伸肌瘫痪。L_5－S_1椎间盘突出后，第1骶神经根受累麻痹而出现小腿三头肌瘫痪。久病患者病侧下肢肌肉可以出现萎缩。

6. 间歇性跛行 由于椎间盘突出物压迫神经根，造成神经根的充血、水肿等炎性反应和缺血，当行走时，椎管内受阻的椎静脉丛充血，加重了神经根的充血程度和脊髓血管的扩张，同时也加重了神经根的压迫而出现间歇性跛行及疼痛。

7. 脊柱姿势改变 腰椎间盘突出后约有90%以上的患者有不同程度的功能性脊柱侧凸，多数凸向患侧，少数凸向健侧，主要视突出物与神经根的关系而定（图3－19）。90%的患者腰脊柱活动受限。侧弯能使神经根松弛，减轻疼痛。如果突出物在神经根前外侧时，脊柱则凸向患侧；突出物在神经根内侧时，脊

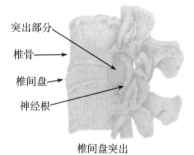

突出部分
椎骨
椎间盘
神经根

椎间盘突出

图3－19 脊柱侧弯方向与
突出物的关系

柱则凸向健侧。侧弯是减轻突出物对神经根压迫的一种保护反应。

8. 马尾神经症状 中央型的腰椎间盘突出，若突出较大，且发病较突然，可压迫马尾神经，出现会阴部的麻木、刺痛，排便、排尿无力；在女性尚可出现尿失禁现象，男性则还可出现阳痿症状。

9. 腱反射改变 椎间盘突出早期，因神经根受到刺激，常表现为腱反射亢进。若病程较长，突出物持续压迫神经根，腱反射则可转为减弱和消失。L_3－L_4椎间盘突出，突出的椎间盘压迫第4腰神经根，

则出现膝反射减弱或消失；$L_5 - S_1$ 椎间盘突出，第 1 骶神经根受压，部分患者跟腱反射将减弱。若第 5 腰神经根受压，则跟腱反射将减弱或消失。在临床上有 70%~80% 的腰椎间盘突出的患者有腱反射异常的改变，这可作为诊断的参考。

10. 蹈伸肌力的改变　第 5 腰神经根受压时，蹈伸肌力可减弱；如骶 1 神经根受压，则蹈趾跖屈肌力可减弱。

11. 直腿抬高试验及加强试验　患者仰卧、伸膝，被动抬高患肢，正常者抬高到 60°~70°时感到腘窝不适。如抬高在 60°以内出现坐骨神经痛者，称为直腿抬高试验阳性。在直腿抬高试验阳性时，缓慢放低患肢高度，待疼痛消失再被动背屈患肢踝关节以牵拉坐骨神经，可出现放射痛，称为直腿抬高加强试验阳性。两者阳性均为腰部神经根受到牵拉刺激而引起，是腰椎间盘突出症的重要特异性表现。

12. 股神经牵拉试验　患者俯卧位，下肢伸直，使伤侧下肢向后过度伸展，在 $L_3 - L_4$ 椎间盘突出症时，可沿股神经有放射痛，称为股神经牵拉试验阳性。

【辅助检查】

1. X 线片　可排除其他疾病。前后位 X 线片可见到脊柱有侧弯，椎间盘突出之椎间隙两侧宽窄不等，常表现为凸侧椎间隙增宽，凹侧椎间隙变窄，或大致相等。侧位 X 线片可发现腰椎生理性前凸减少或消失。椎间隙前窄后宽，椎体边缘密度增高，个别病例有唇样骨质增生等，这是椎间隙退行变化、纤维环破裂造成的骨膜反应。

2. CT 及 MR 检查　X 线正侧位片和断层照片等只能从纵面进行观察，而 CT 检查可以看到横断面的图像，它比 X 线片更为视觉化，不仅能看到骨质，而且能看到黄韧带、椎间盘、脊髓及神经根的图像，因此对诊断有直接的意义。MR 检查可以见到突出的椎间盘压迫硬膜囊、脊髓 MR 或神经根，并可以发现膨出或突出（脱出）的腰椎间盘（髓核）等。MR 对指导治疗方法选择更具临床意义。

3. 脊髓造影　脊髓造影是诊断腰椎管疾病比较行之有效的方法，但由于要进行腰椎穿刺和造影剂滞留体内等缺点，近年随着 CT 和 MR 技术的完善和普及，临床已较少应用，只有在鉴别是否为占位病变时较为常用。

4. 其他检查

（1）脊髓内窥镜检查：可以直接观察到椎体周围的结构，如椎间盘、神经根等。除对椎间盘疾病的诊断外，对下腰部的其他疾病的诊断亦很有帮助。本法近几年已逐渐被椎间孔镜技术所取代。

（2）肌电图检查：肌电图检查对腰椎间盘突出症诊断的准确率堪比造影检查。有人认为，若两者互相结合，其准确率可达98%，因此亦可作为临床诊断的一个手段加以采用。

（3）B 型超声检查：B 型超声检查用于腰椎间盘突出症的辅助诊断，在神经根出口处的观察方面，人们发现它与 CT、造影检查等手段有相近的准确率，而且操作简便，无不良反应。

【手法治疗】

手法治疗适用于以腰痛及腿部放射性疼痛为主要临床表现的非急性期腰椎间盘突出症。中央巨大突出型及游离型，或有马尾神经症状，或疼痛经常出现且剧烈的患者应禁用。手法目的是改善神经根局部循环，缓解炎性刺激，提高疼痛耐受性，通过神经调节解除肌肉痉挛，松解神经根粘连或改变硬脊膜和脊神经根与突出髓核的相对位置关系。

1. 检查手法

患者俯卧于床上，放松腰部肌肉。检查者站在患者一侧，一手食、中、无名指指腹沿腰后三条线——腰正中线（腰椎棘突连线）、左右腰旁线（腰正中线旁开2cm，两侧小关节突位置连线）自上而下按压，沿正中线检查各个棘突的位置有无异常，然后在左右腰旁线按压触诊，检查软组织的肌肉紧张度情况及病变结节或条索，再检查患者的突出节段的椎旁压痛、放射痛情况；然后自上而下用掌根叩诊，检查有无叩痛，两侧对比，确定病变的位置。

2. 理筋手法

（1）滚法配合掌根揉法、掌压法

作用部位：腰骶部及患肢后外侧。

手法内容：先用柔和而深沉的滚法，然后配合施用掌根揉法、掌压法，于患者脊柱两侧膀胱经及臀部和下肢后外侧操作，手法所产生的"力量"均应尽量向深处渗透，带动皮下组织及浅层肌群。

操作要点：反复2~3遍，时间约5分钟。两侧腰肌张力在治疗后要比治疗前降低，达到治疗前期放松准备的作用。

（2）点按法

作用部位：环跳、殷门、承扶、风市、阳陵泉、委中、承山、昆仑、绝谷等穴位。

手法内容：医师用拇指端或肘尖点压在督脉、膀胱经和部分胆经经过腰背骶髂部及下肢的上述穴位。

操作要点：每穴治疗约30秒，力度以患者能耐受为度。

（3）双拇指揉法

作用部位：检查出的压痛点位置。压痛点多分布在病变节段棘突旁及横突旁位置。

手法内容：医师双手拇指在压痛点上做轻柔的、有节律的小幅度揉动，然后顺势抵住压定，保持力量强度基本不变，继续点压或回旋或横拨竖捋。

操作要点：力量要轻巧柔和，每次揉动指端要轻轻触碰到压痛点的浅层，直至患部压痛减轻、肌肉紧张所形成的条索状物变小为止。时间约3分钟。

3. 调整治疗手法

（1）卧位扳肩法

作用部位：胸椎关节及其周围肌群。

手法内容：以拉患者右肩并推腰为例，医师站在患者左侧。左手放于患者肩关节前侧，右手以掌根从第7胸椎棘突对侧旁，随向后拉肩角度的增大，右手掌由上到下按压至第3腰椎棘突。

操作要点：每侧操作时间控制在30秒，两侧操作时间控制在1分钟（见第二章图2-23）。

（2）推腰扳法

作用部位：腰骶椎关节及其周围肌群。

手法内容：以拉患者右腿推腰为例，医师站在患者左侧。左手以掌根放在患处腰骶部，右手放于患者膝关节上方3cm，随拉腿向后角度的增大，左手有节律固定于患处推按。

操作要点：操作控制在30秒。每侧操作时间控制在30秒，两侧操作时间控制在1分钟（见第二章图2-28）。

（3）分步斜扳法

作用部位：腰椎关节及其周围肌群。

手法内容：①准备：患者取侧卧位，身体保持水平，上侧腿尽量屈膝屈髋，下侧腿伸直。医师正对患者站于床边，用手指置于病变节段的上下棘突上，指导患者以此作为支点，挺腹，肩向后，髋向前，主动旋转腰部至最大幅度。②锁定：医师双肘（前臂上段内侧）置于患者肩前及髋后，髋后之肘固定不动，肩前之肘轻轻逐渐推肩向后，相对弹性推拉 2 ~ 3 次，完成锁定。③扳动：在患者充分放松的情况下，医师腰部带动双肘顺势发力，完成斜扳动作。患者腰部可伴发弹响声，但不必强求。

操作要点：锁定时双肘应至有明显固定感，之后医师双肘分别向斜上和斜下以相反方向（与躯干轴线约呈 45°）斜扳。幅度在 3° ~ 5°。上述手法操作成功后，对侧亦采取相同方法，施术 1 次（见第二章图 2 - 26）。

4. 善后手法

（1）拿法、叩法

作用部位：腰骶部及患肢后外侧。

手法内容：医师自上而下，沿患者脊柱两侧膀胱经及下肢后外侧施用拿法、叩法。

操作要点：反复 2 ~ 3 遍，时间约 3 分钟。

（2）屈髋屈膝法

作用部位：腰骶部及髋关节周围的肌群。

手法内容：嘱患者屈髋屈膝，医师双手置于小腿部，做腰骶部的环转摇晃 3 ~ 4 次，然后用力按压小腿，使之极度屈髋屈膝，最后伸直下肢。

操作要点：环转摇晃 3 ~ 4 次，整个手法操作结束，嘱咐患者站立。如治疗手法适当，则患者腰腿疼痛症状自觉有所缓解，腰椎功能活动范围可以得到一定的恢复。

五、腰椎滑脱症

【概要】

正常人的腰椎排列整齐，如果由于先天或后天的原因，其中一个腰椎的椎体相对于邻近的腰椎向前滑移，即为腰椎滑脱症。因退行性病变、外伤或先天等因素使腰椎椎体与椎弓根或小关节突骨质连续性中断者，称为腰椎峡部裂；椎骨出现变位，致使连续性延长，以致上位椎体、椎弓根、横突和上关节突一同在下位椎节上方向前移位者，称为腰椎峡部裂合并腰椎滑脱。退变因素致腰椎滑脱者占60%以上。本病发病年龄以20~50岁较多。腰椎滑脱症的原因可以是先天性的，也可能是后天性的，多在儿童时期或更晚些发生。本病主要是因各种过度的机械应力引起，诱因包括搬运重物、体育训练、外伤、磨损和撕裂。此外，还有一种腰椎滑脱是退行性的，即由于腰椎各种结构老化而发生结构异常，通常发生于50岁以后。这种滑脱通常伴有腰椎管狭窄，多需要手术治疗。

【临床表现】

（一）症状与体征

发生腰椎滑脱症后，患者也可以没有任何症状，仅仅是在拍片时发现；也可能会出现各种相关症状，主要表现为腰痛、腰骶部下坠感、下肢放射痛；初为间歇性，以后可为持续性，疼痛可同时向骶尾部、臀部放射，休息后症状可减轻。合并椎间盘突出者则可引起坐骨神经压迫症状，滑脱严重者可产生马尾神经压迫症状。检查发现腰椎前凸、腹部下垂及腰部变短。

腰椎滑脱症还有真假之分。真性腰椎滑脱系指腰椎一侧或两侧椎弓根或关节突间骨质失去连续性，使患椎向前移位。所谓假性腰椎滑脱，系指腰椎骨峡部仍保持完整，因椎间盘退化或其他原因使关节突关系发生改变引起，亦称为退行性腰椎滑脱。在侧位片上还可辨别真性或假性滑脱，即测量滑脱椎体的前后径（自椎体前缘至棘突后缘距离）。真性滑脱时，椎体前滑，棘突留在原位不动，因而此径大于上、下椎体前后径。假性滑脱时，椎体椎弓未分开，因而其前后径距离不变。退行性脊椎滑脱症是因椎间盘及关节突关节退行性变引起，其主要症状也是腰痛，臀部及大腿后痛，有时放射到小腿。但退行性脊椎滑脱多发生在老年，女性多见。X线片可发现局部椎间隙狭窄，骨缘增生，小关节密度高，甚至不清，而峡部无断裂。

（二）X线检查

X线检查对于腰椎滑脱症的诊断及治疗方案的制定十分重要，凡疑诊本病者均应常规拍摄站立位的前后位、侧位、左右斜位及动力性X线片。①前后位片不易显示峡部病变。通过仔细观察，可能发现在椎弓根阴影下有一密度减低的斜行或水平裂隙，多为双侧，宽约1～2mm。明显滑脱的患者，滑脱的椎体因与下位椎体重叠而显示高度减小，椎体倾斜、下缘模糊不清、密度较高，与两侧横突及骶椎阴影相重叠，称为Brails ford弓。滑脱腰椎的棘突可向上翘起，也可与下位椎体之棘突相抵触，并偏离中线。②侧位片能清楚显示椎弓崩裂形态。裂隙于椎弓根后下方，在上关节突与下关节突之间，自后下斜向前下，边缘常有硬化征象。病变位于一侧者在侧位片显示裂隙不完全或不清楚，两侧者显示较清楚。侧位片可显示腰椎滑脱征象，并能测量滑脱分度及分级。③斜位片可清晰显示峡部病变。在椎弓崩裂时，峡部可现一带状裂隙，称为苏格兰（Scotty）狗颈断裂征。其前下方常位于骶骨上关节突顶点上数毫米，偶尔可位于顶点的稍前方。④动力性X线片可判断滑移的活动性，对判断有无腰椎不稳价值较高。腰椎不稳的X线诊断标准有过伸、过屈位片上向前或向后位移>3mm，或终板角度变化>15°，正位片上侧方移位>3mm，椎间盘楔形变>5°。过屈时可使峡部分离，有助于诊断。

【分度】

将下位椎体上缘分为 4 等份，并根据滑脱的程度不同分为以下 4 度：Ⅰ度：指椎体向前滑动不超过椎体中部矢状径的 1/4；Ⅱ度：超过 1/4，但不超过 2/4；Ⅲ度：超过 2/4，但不超过 3/4；Ⅳ度：超过椎体矢状径的 3/4。度数越大，滑脱越严重，神经剪切、压迫损伤程度及概率越大。

【手法操作】

(一) 按揉法

患者取俯卧位，医师站于患者的一侧，在腰骶段两侧骶棘肌处用掌根按揉法，手法不宜过重，约 3～5 分钟。再在局部肾俞、关元俞、小肠俞、上髎、次髎等穴上分别用指揉法，而且可将掌根按揉法与肾俞按揉法交替使用 2～3 遍，在两侧骶棘肌腰段用擦法，以热为度。患者取仰卧位，作双下肢屈髋屈膝的被动运动，最后拿委中，结束治疗。

(二) 坐位旋转扳法

患者取坐位。助手站于患者右前方，双腿夹住患者右膝部，双手按在大腿部使其固定不动。医师坐于患者身后，左手从腋下绕过放在患者右肩颈部，右手拇指放在患椎棘突左侧。

患者放松腰部肌肉。医师左手扳动患者，使腰部前屈并向左旋转。在有固定感时，医师右手拇指推按棘突，可听到弹响（见第二章图 2-27）。

(三) 屈伸按压复位法

本法用于前后腰椎滑脱复位。

(1) 后滑脱复位法：患者俯卧，医师站其一侧，双手重叠，以手掌根按压后滑脱的腰椎，同时患者双手撑床做后伸前俯运动。前俯时，患者呼气，医师用力按压，反复操作数次。

（2）前滑脱复位法：患者仰卧，双膝屈曲，医师站其一侧，两手重叠，以掌根按压在前滑脱的椎体上，然后患者双肘撑床做前屈后仰运动。患者后伸时要呼气并收小腹，医师随患者的呼气用力按压，反复几次后再揉按脐下腹部。

总之，手法整复常常难以使腰椎滑脱完全复位。在临床中，如滑脱伴随较严重症状时，多主张手术治疗。手法须轻柔，切忌粗暴，切忌按压腰部、后伸斜扳腰部等。若伴有明显马尾神经受压者，不能用推拿疗法。

【注意事项】

对腰椎轻度移位或移位虽多而尚无明显症状者，均可采用腰背肌锻炼、卧床休息和药物治疗而获显效。对于脱位较重，腰椎不稳，引起较重症状，经保守治疗无效者，可考虑手术，使椎体稳定。

【保健调护】

腰椎滑脱症的治疗方法有非手术疗法和手术疗法两大类。非手术疗法适用于轻微腰椎滑脱及腰痛症状较轻者。其中包括休息、局部理疗、适当的功能锻炼、腰围保护等方法，也可以采用手法治疗，但要以放松局部组织为主，避免暴力手法。在急性损伤的情况下，应短期制动，如平卧硬板床1～2周，或佩戴腰围。预防措施如下：①减少腰部过度旋转、蹲起等活动，减少腰部过度负重。②减轻体重，尤其是减少腹部脂肪堆积。体重过重会增加腰椎的负担及劳损，特别是腹部脂肪堆积，增加了腰椎在骶骨上向前滑脱的趋势。③加强腰背肌肉的功能锻炼。腰背肌肉的强劲可增加腰椎的稳定性，抵抗腰椎向前滑脱的趋势。④不要穿或少穿高跟鞋。穿高跟鞋可引起腰椎过度前屈，时间长造成腰肌和韧带收缩、紧张及痉挛，使腰部疼痛或腰椎向前滑脱。⑤睡眠姿势以侧卧位为主，并保持髋膝关节屈曲位，于腰部最有利。下肢伸直时，常使腰部呈现凸位，易使腰部疲劳。

保健方面，功能锻炼是防治腰椎滑脱症（特别是退行性腰椎滑脱症）的一个重要手段和有效方法，可增强腰肌力量，从而增加腰椎的稳定性，防止腰椎进一步滑脱，也可缓解因腰椎滑脱而引起的腰肌劳损，缓解腰肌痉挛性疼痛。但是在体育锻炼过程中，要注意活动不能过度，以免造成损伤。此外还要合理选用床垫，床垫应该注意硬度适当，以睡觉的时候臀部往下沉1～2cm的硬度为宜。

六、腰肌劳损

【概要】

由肌肉、筋膜、韧带等软组织引起的腰痛，可分为急性腰扭伤和慢性腰肌劳损两类。无典型外伤的腰部慢性损伤称为腰部劳损，如腰骶部的肌肉、筋膜、韧带、小关节等组织的慢性损伤。在慢性腰痛病例中，腰部劳损占有很大比重。本病多发生于体力劳动者，患者常无明显的外伤，而是在不知不觉中慢慢出现疼痛，经久不愈。

【发病病因】

中医学认为"久劳"和"劳伤久不复原"是形成劳损的主要原因。如《素问·宣明五气》记载："久视伤血，久卧伤气，久坐伤肉，久立伤骨，久行伤筋，是谓五劳所伤也。"清代叶桂说："劳伤久不复原为损。"所以，腰部因久劳致伤引起的疼痛称劳损腰痛。根据发病情况，腰部慢性劳损的病因病理可分为以下几点：

（1）腰部急性损伤后，未做及时治疗或治疗不彻底、休息不充分，迁延日久所致。

（2）由于多次扭伤腰部，损伤组织撕裂出血，瘀肿吸收不好，久之产生纤维变性或瘢痕组织，组织发生粘连，压迫或刺激腰骶神经后支，这是导致腰痛长期不愈的主要原因。

（3）多数病例是由于工作繁重，或长时间单一姿势的弯腰劳动或持续性负重，使腰部组织长时间处于紧张状态而容易发生疲劳，天长日久形成慢性劳损，局部组织水肿、缺血、纤维变性、增厚或挛缩等。

（4）在剧烈活动或劳动后，不及时更换汗湿的衣服，或立即吹风，冷水冲洗，风寒湿邪侵入机体，使经络阻滞、气血运行不畅。由于骤然受凉或外邪所感，致肌肉紧张、小血管收缩，严重地影响腰部各组织的营养与代谢。长期的营养障碍，使肌膜发生纤维变性，而导致慢性腰痛。

（5）腰骶椎先天变异（畸形）及体弱或退变等，亦是形成慢性劳损的内在因素。

【临床表现】

（一）症状与体征

1. 病史　部分病例既往有明显的腰部急性扭伤史，或经多次扭伤，也有无明显外伤史者，但与其工作性质及不正确的姿势有关。

2. 腰背痛　单侧或双侧腰部大面积隐痛，或酸痛不舒、腰部发紧、沉重、乏力，患者不能明确地指出疼痛部位。疼痛在过量劳动后加重，休息减轻，患者可参加一般的体力劳动。腰部运动明显障碍，但活动时可能有牵掣感。在急性发作时，各种症状均明显加重，并可伴有下肢的牵涉性疼痛。

3. 压痛　根据损伤的部位不同，可出现较广泛的压痛点，但不固定，经反复触压，痛点可有变化。本病压痛点一般位于腰骶关节，第3腰椎横突尖部，髂嵴后1/4处，第3、4、5腰椎棘突间，第4腰椎至第1骶椎棘突与横突之间的椎板处，髂后上棘内侧缘及外侧二横指等处。

4. 腰肌痉挛或萎缩　腰肌痉挛常发生于严重劳损的病例或急性发作时，并可出现脊柱侧弯及疼痛的加重，常见于一侧骶棘肌或腰背筋膜的劳损，按之较硬，并有结索状物触及。少数病例的腰部活动正常，无畸形和其他改变，仅为骶棘肌萎缩、无力，压之敏感，棘间隙可找到压痛点，亦为腰部劳损所致，对此类病例应注意有否消化系统及泌尿生殖系统的疾病。

5. 其他　兼受风湿者，患部喜热怕冷，局部皮肤粗糙或僵硬，感觉较迟钝。

（二）X 线检查

X 线检查仅提示腰骶椎先天变异或骨质增生，余多无异常发现。

【诊断要点】

（1）有长期腰痛史，反复发作。多发生于长期弯腰慢性积累的创伤，或因急性扭伤治疗有反复，不彻底而引起。

（2）腰部酸痛不适，疼痛症状时轻时重，在劳累后或阴雨天加重。

（3）直腿抬高试验多接近正常，腰部运动受限制不明显。但踝反射阴性，亦无伸踇肌力障碍。

（4）压痛点广泛，以棘突两侧明显，腰椎横突及髂后上棘为最多见。压痛点处用1%利多卡因2～3mL封闭，症状常可缓解或消失。

（5）X线检查，仅提示腰骶椎先天变异或骨质增生，余无异常发现。

总之，对于腰部劳损的诊断，主要依据病史、症状、体征，排除其他器质性疾病。如陈旧性脊椎骨折、腰椎结核、肾脏疾病、前列腺炎、妇科病等，即可做出诊断。有时还须与椎管内病变做鉴别。

【手法治疗】

以腰背部一侧或两侧弥漫性酸痛为主要临床表现的腰部劳损，诊断有脊柱骨折、脱位以及异常严重的顽固性疼痛不适用本法，应考虑其他治疗方法。手法目的为舒筋活络、温经活血、解痉止痛，能减轻局部慢性炎症，促使组织损伤、水肿及病理产物吸收和消除，缓解肌紧张，松解腰部肌肉、筋膜与韧带等软组织的粘连，恢复腰椎力学平衡。

1. 检查手法

患者俯卧于床上，放松腰部肌肉。检查者站在患者一侧，一手食、中、无名指指腹沿腰后五条线自上而下按压。腰后五条线即腰正中线（腰椎棘突连线）、左右腰旁线（腰骶正中线旁开2cm，两侧小关节突位置连线）、左右骶棘肌外缘（腰正中线旁开5cm，两侧腰椎横突位置连线）。沿正中线检查各个棘突、棘间有无压痛，然后在左右腰旁线及骶棘肌外缘按压触诊，检查软组织的肌肉紧张度情况及病变结节或条索。

2. 理筋手法

（1）掌揉按法配合滚法

作用部位：骶棘肌。

手法内容：沿患者脊柱两侧膀胱经的走行路线依次施用柔和而深沉的掌按揉法及滚法操作，手法所产生的"力量"均应尽量向深处渗透，带动皮下组织及浅层肌群。重点在压痛明显部位操作。

操作要点：反复2~3遍，时间约5分钟。两侧腰肌张力在治疗后比治疗前降低，达到治疗前期放松准备的作用。

（2）拇指弹拨法

作用部位：检查出的压痛点、痛性结节或条索位置。

手法内容：两手拇指重叠按于条索状硬结上，稍加按压，保持力的强度基本不变，做轻柔有规律的上下拨动、左右捋顺。

操作要点：力要轻巧柔和，每次弹拨时指端要轻轻触碰到痛性结节的浅层，直至患部压痛减轻，肌肉紧张所形成的条索状物变小为止。时间约 5 分钟。

3. 调整治疗手法

作用部位：腰椎关节及其周围肌群。

手法内容：①准备：患者取侧卧位，身体保持水平，上侧腿尽量屈膝屈髋，下侧腿伸直，医师正对患者站于床边，用手指置于病变节段的上下棘突上，指导患者以此作为支点，挺腹，肩向后，髋向前，主动旋转腰部至最大幅度。②锁定：医师双肘（前臂上段内侧）置于患者肩前及髋后，髋后之肘固定不动，肩前之肘逐渐向后轻推肩部，相对弹性推拉 2～3 次，完成锁定。③扳动：在患者充分放松的情况下，医师腰部带动双肘顺势发力，完成斜扳动作。可伴发弹响声，但不必强求。

操作要点：锁定时双肘应有明显固定感，之后医师双肘分别朝向斜上和斜下以相反方向（与躯干轴线约呈 45°）斜扳，幅度在 3°～5°。上述手法操作成功后，对侧亦采取相同方法施术一次（参见第二章图 2－26）。

4. 善后手法

（1）推摩法

作用部位：腰骶部。

手法内容：患者俯卧位，放松肌肉，用掌根推摩，沿骶棘肌自上而下顺序推摩数遍，重点治疗在疼痛明显处。

操作要点：反复2~3遍，时间约3分钟。

（2）牵抖法

作用部位：腰骶部。

手法内容：患者俯卧位，放松肌肉，一助手把住腋窝向上牵引，医师立于床尾，两手握住两踝部先作对抗牵引，在牵引的基础上抖动5~6次。

操作要点：在牵抖过程中患者双下肢徐徐抬离床面，医师以臂力为主小幅度的上下抖动，频率要快，使腰骶部及下肢产生舒松感。整个手法操作结束，嘱咐患者站立，如治疗手法适当，则患者腰部疼痛症状自觉有所缓解，弯腰时腰部牵掣不适感消失（见第二章图2-31）。

【保健调护】

（1）防风寒湿。

（2）适当的体育活动和体力劳动，可在一定的程度上使无力的肌肉得到加强，挛缩的肌肉得到伸展，僵硬的关节恢复活动。

（3）平时弯腰、蹲下、起立或提起重物等，要注意先肌肉用力，避免无精神准备的突然动作。

（4）良好的坐立姿势可使脊柱和下肢保持在良好的排列线上，使重力达到平衡，以免部分组织受到过度的不平衡牵拉，造成脊柱畸形而引起姿势性腰痛。

（5）对于急性腰痛的病例，应积极进行治疗，强调休息，以利于损伤组织修复，防止拖延成慢性腰痛。

七、急性腰扭伤

【概要】

急性腰扭伤为腰部的常见病之一，是一种以腰部肌肉、韧带、筋膜为主的急性扭挫伤，俗称"闪腰"。本病的发生主要是由于在体力劳动或搬抬重物时用力过度，姿势不当，或动作不协调，以及跌倒或暴力直接打击腰部所致。本病是青壮年体力劳动者的常见损伤，表现为伤后一侧或双侧腰痛，活动或咳嗽时加重，检查局部肌肉紧张有压痛，不能活动或活动受限。它是腰部肌肉、韧带、筋膜等因外力作用突然受到过度牵拉而引起的急性撕裂伤，以及出现局部瘀血、肿胀、肌肉痉挛和腰部疼痛。

【发病病因】

腰部脊柱承担着人体60%以上的重力，并从事着复杂的运动。其前方只有松软的腹腔和髂腰肌，附近仅有一些肌肉、筋膜和韧带，无骨性结构的保护。故在负重或不协调的运动中，椎体间关节、后关节、腰骶关节、骶髂关节、韧带及周围的肌肉、筋膜等极易受到损伤。在长期的生活和劳动中，不少人有过腰部扭闪的经历。导致腰部扭伤的原因很多，归纳起来有以下几种情况：

（1）弯腰提取重物或挑担、举重时，由于身体两侧用力不平衡，致使腰部的肌肉、筋膜、韧带、关节的单独损伤，或两种以上的组织同时扭伤。正如《金匮翼》记载："瘀血腰痛者，闪挫及强力举重得之。"

（2）在外力作用下，脊柱的过屈或过伸动作均可引起腰扭伤。或腰部直接受外力的推动，使腰部筋肉扭伤或撕裂，甚至造成撕脱性骨折。

（3）站立姿势不正确，突然扭转腰部或打呵欠、剧咳等，均可能引起腰部扭伤或岔气。

【临床表现】

（一）症状体征

本病常见于青壮年体力劳动者，多有明确的外伤史。其临床表现常有以下几个方面：

1. 腰背痛　患者有搬抬重物史，有的患者主诉腰部发出清脆的响声或突然有断裂感。发病骤然，伤后重者疼痛剧烈，当即不能活动，疼痛为持续性，活动时加重。轻者尚能工作，但休息后或次日疼痛加重，甚至不能起床，翻身困难，两手扶腰，行走困难，咳嗽、打喷嚏、大声说话或腹部用力等均可使疼痛增加等。

2. 局部压痛点　在扭伤早期，患者常能指出准确的疼痛部位（这一点在诊断上极为重要）。检查时多有固定压痛点，并与自述疼痛部位相一致，同时有腰部僵硬，腰前凸消失。在棘突两旁骶棘肌处，两侧腰椎横突处或髂嵴后有压痛，多为肌肉或筋膜损伤。在棘突两侧较深处压痛者，多为椎间小关节损伤。在骶髂关节部有压痛者，多为骶髂关节损伤。

3. 腰背肌痉挛　多数病例受伤一侧腰肌紧张或痉挛，患者站立或向前弯腰时更加明显，并使疼痛加剧，长时间卧床休息，紧张的肌肉可变松软，但用手触压后又可紧张。腰部一侧受伤时，向对侧弯曲肌肉痉挛明显且剧痛。

4. 脊柱侧弯　腰部肌肉、筋膜的扭伤，撕裂引起的疼痛，必然导致肌肉发生痉挛。不对称的肌痉挛，可引起脊柱向伤侧的侧弯改变。脊柱的侧弯是为了照顾受伤组织，使病变周围组织免受挤压所产生的一种保护性自动调节。疼痛与痉挛解除后，侧弯的脊柱即可正直。

5. **牵涉性下肢痛** 一般无下肢放射痛，部分患者出现牵涉性下肢痛系腰肌或韧带扭伤、撕裂后刺激了相关神经所致，多为臀部、大腿后部和大腿前内侧等处。在咳嗽、用力排便与活动时牵涉痛加重。直腿抬高试验阳性，但加强试验则为阴性。鉴别有困难时，可做局部痛点封闭。若痛点减轻或消失，则为牵涉痛，腿痛无改变者为神经根放射痛。

（二）辅助检查

急性腰扭伤的 X 线片一般无特异改变，但也应摄片排除腰椎骨关节炎以及小关节嵌顿、骨折等引发相似症状的其他疾病，从而明确诊断。

【诊断要点】

（1）有明显外伤史，外伤后即出现腰背部疼痛，为持续性，休息后不能缓解。应详细询问腰部受伤时的具体细节，这对诊断有重要帮助。

（2）腰部有明显的疼痛部位及局限性压痛点。注意压痛的程度和部位的深浅及范围，可在下腰部棘突处、棘间、椎旁、骶髂关节附近有明显压痛点，叩击时疼痛加重，一般无下肢放射痛。有时在臀部、大腿后部或大腿根部前内侧有反射性疼痛区。

（3）腰背痛伴有腰肌紧张与脊柱侧弯，有时可触及棘突偏歪，棘间隙变宽。腰部僵硬，主动活动困难，翻身困难。咳嗽、打喷嚏时腰痛加重。

（4）韧带损伤，在腰前屈时疼痛明显或加重，伸腰时无显著改变。肌肉和筋膜损伤，转动、屈伸腰部时均可使疼痛加重。在前屈姿势状态下旋转腰部，若活动受限或疼痛加剧，则常为腰椎小关节的损伤。

（5）腰椎 X 线片检查，显示腰椎骨质无异常，可有腰椎退行性改变。

【手法治疗】

以腰部剧烈疼痛、活动受限为主要临床表现的急性腰扭伤。诊断有脊柱骨折、脱位以及异常严重的顽固性疼痛不适用本法，应考虑其他治疗方法。手法目的为舒筋通络，活血散瘀，消肿止痛，可促进局部血液循环和新陈代谢，减轻局部炎症渗出与水肿，缓解疼痛，同时使伴有移位的脊柱小关节错缝重新复位。

急性期若未能给予有效治疗，容易转变为慢性，成为顽固性腰背痛。治疗以手法为主。

1. 一般处理　发生急性腰扭伤后，先在1～2天内用冷毛巾做腰部湿敷，使破裂的小血管收缩而止血，然后改用热毛巾湿敷，促进血肿吸收。

2. 手法治疗　急性腰肌筋膜扭伤采用手法治疗疗效显著，它具有行气活血、消肿止痛、舒筋活络的作用。通过手法可以缓解肌肉、血管痉挛，增进局部血液循环，消除瘀滞，加速瘀血早日吸收，以促进损伤组织的修复。

（1）揉按法：患者俯卧于治疗床上，肢体放松，医师先用两手大拇指或手掌，自大杼穴开始由上而下，经下肢环跳、委中、承山、昆仑等穴，施行揉按，次用手掌或大鱼际部揉按脊椎两旁肌肉，使气血流畅，经筋舒展。

（2）推理腰肌：医师立于患者腰部健侧，以双手拇指在压痛点上方把骶棘肌自棘突旁向外下方推开，由上而下，直至髂后上棘，如此反复操作3～4次。

（3）捏拿腰肌：医师用两手拇指和其余四指指腹对合用力，捏拿腰部肌肉，捏拿方向与肌腹垂直，从第1腰椎起至腰骶部臀大肌，由上而下，先轻后重，先患侧后健侧。重点捏拿腰椎棘突两侧骶棘肌和压痛点最明显处，反复捏拿2~5分钟（图3-20）。

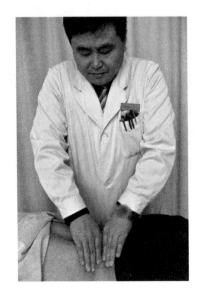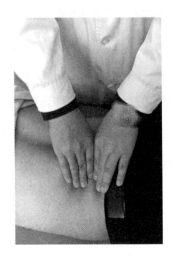

图3-20　捏拿腰肌法

（4）扳腿按腰法：医师一手按患者腰部，另一手肘关节屈曲，用前臂抱住患者一侧大腿下三分之一处，用力将下肢向后上抱起；之后两手配合，一手向下按压腰骶部，另一手托其大腿向上提拔扳动，有节奏地使下肢一起一落，随后摇晃拔伸，有时可听到响声，每侧做3~5次（图3-21）。

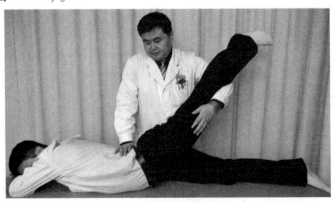

图3-21　扳腿按腰法

（5）推拍弯腰法

［体位］患者双足分开，与肩等宽，双手举起，背对床边站立，距床约10cm。医师面对患者丁字步站立。

［操作］医师以双手掌轻轻推拍患者胸部数次。在患者注意力转移时，医师突然用手掌猛推患者双髂前部，使患者跌坐于床上（见第二章图2-30）。

本法多用于损伤后腰前屈受限者。

（6）坐位摇晃法

［体位］患者取坐位。助手蹲在患者前方，双手固定患者双下肢；医师站在患者身后，双手从腋下抱住患者。

［操作］在牵引力下摇晃患者腰部数次，之后将患者向后上方提起，在保持牵引力状态下向斜后方作左右旋转（见第二章图2-33）。

本法适用于治疗腰部急性扭挫伤、坐立困难、后伸受限者。

（7）弯腰挺立法

［体位］患者双足分开，与肩等宽站立。医师丁字步立于患者身后，左足在患者两足之间，手臂绕过患者小腹。

［操作］医师左手扶在患者小腹部，右手按压患者背部，令其尽量向前弯腰。嘱患者缓缓伸直腰部并后伸，医师用左髋部抵于患者伤处，双手将患者抱起。突然将患者抛出，使其双足落地。医师用双手保护患者，防止跌倒（见第二章图2-34）。

本法适用于治疗腰部损伤后前屈功能受限者及腰骶关节扭伤者。

（8）揉按舒筋：医师以掌根或小鱼际肌着力，在患者腰骶部进行揉按手法。从上至下，先健侧后患侧，边揉按边移动，反复进行3~5次，至腰骶部感到微热为宜。

4. 腰背肌功能锻炼　经治疗疼痛减轻后，患者可在床上做飞燕式练功法，每天 1~2 组，每组 10~30 次，或以舒适为度（图 3-22）。

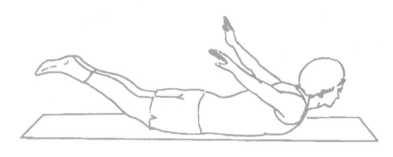

图 3-22　飞燕式练功法

八、第 3 腰椎横突综合征

【概要】

第 3 腰椎横突综合征是常见的腰背痛疾病之一，是以积累性损伤引起的第 3 腰椎横突部急慢性肌筋膜腰痛的一种表现，系常见的软组织疼痛性疾病。此病以青壮年多见，大多数患者都有损伤史，与腰部活动范围大、负重多有关，特别是在经常弯腰或突然扭转、动作不协调时更易发生。第 3 腰椎横突综合征是一个独立的病症，不论是在动力性损伤还是在静力性劳损的腰腿痛病例中，本病均较为常见。

【发病病因】

本病的具体发病机制还不清楚，以急慢性肌筋膜损伤为主。腰椎具有生理前凸，第 3 腰椎位于前凸的顶点，是全部腰椎的活动中心，成为腰部屈伸及旋转活动的枢纽，而横突是腰方肌和横突棘肌的起止点，腹内斜肌和腹横肌通过腱膜也起于此，对腰背部运动和稳定起着重要的作用。由于第 3 腰椎的横突最长，故作为杠杆所受的作用力最大，附着其上的所有韧带、肌肉、筋膜、腱膜承受到的拉力也最大，较其他横突更易产生劳损。如遇外力或受寒冷刺激等原因，使一侧腰背筋膜和肌肉强烈收缩时，其同侧或对侧均可在牵拉力的作用与反作用下受到影响，附着于第3腰椎横突部的筋膜、肌肉组织最易引起损伤。

【临床表现】

（一）症状与体征

本征多见于从事体力劳动的青壮年，男性多发，常诉有轻重不等的腰部外伤史。

（1）腰部及臀部疼痛，有的疼痛非常剧烈，有的则呈持续性钝痛，弯腰时疼痛多呈持续性加重。疼痛的性质一般是牵扯样，也有呈酸困状的。疼痛往往在久坐、久站或早晨起床后加重。症状重者向同侧棘突旁、臀部或沿大腿下肢放射，可至膝面以上，极少数病例疼痛可延及小腿的外侧，但咳嗽、打喷嚏等对疼痛无影响。重者不能仰卧、翻身、走路困难（可与其他神经根压痛如梨状肌综合征相区别），少数患者有间歇性跛行。

（2）在第3腰椎横突尖端有明显的局部压痛，定位固定，并有反射性痛，这是本综合征的特点。有的病例可触及较长的第3腰椎横突，其尖端处可触及活动的肌肉痉挛结节（于臀中肌的后缘及臀大肌的前缘相互交接处可触及隆起的条索状物，并有明显触压痛），在臀大肌的前缘可触及紧张痉挛的臀中肌，局部压痛明显。曾有人认为此条索状物为臀上皮神经，实际是紧张痉挛的臀中肌。

（3）个别病例可出现伤侧股内收肌紧张、疼痛。患者腰部劳累后加重，有时可扩散到臀部、大腿及内收肌处，少数患者疼痛累及小腿的外侧，但并不因腹压增高（如咳嗽、打喷嚏等）而疼痛增加。直腿抬高均在50°以上，且无神经根受累症状。根据症状和体征多能确立诊断，需与腰椎间盘突出症、急性骶髂关节损伤、梨状肌综合征作出鉴别。对少数难以确诊的患者，在第 3 腰椎横突尖部诊断性注射利多卡因，疼痛立即消失，这是有用的鉴别诊断方法。

（4）有长期随访的患者可观察到在早期臀部、腰部稍显丰满，晚期则可显示臀肌萎缩，对比所见有诊断意义。直腿抬高试验可为阳性，但加强试验为阴性，股内收肌明显紧张。股内收肌紧张症状在部分患者中十分明显，这是由于股内收肌是由第 2~4 腰神经根发出的闭孔神经所支配，当第 1、2、3 腰神经根发出的脊神经后支遭受刺激时，能反射性地引起股内收肌紧张性痉挛。

（二）X 线检查

各项化验检查及 X 线片均可无特殊发现，可排除腰椎间盘突出症、急性骶髂关节损伤等相似疾病。

【手法治疗】

手法治疗适用于以第 3 腰椎横突部位明显疼痛和压痛为主要临床表现的腰部劳损，诊断有脊柱骨折、脱位以及异常严重的顽固性疼痛不适用本法，应考虑其他治疗方法。手法目的是改善局部循环，解除肌肉痉挛，缓解炎性刺激，提高疼痛耐受性。

1. 检查手法

患者俯卧于床上，放松腰部肌肉。检查者站在患者一侧，医师用双手拇指叠加由浅到深触摸肋缘和髂骨翼的中间位置，即为第 3 腰椎横突处，检查软组织的肌肉紧张度情况及病变结节或条索，确定病变的位置。

2. 理筋手法

（1）掌揉按法配合滚法

作用部位：骶棘肌。

手法内容：沿患者脊柱两侧膀胱经的走行路线，依次施用柔和而深沉的掌按揉法及滚法操作。

操作要点：手法所产生的"力量"均应尽量向深处渗透，带动皮下组织及浅层肌群。反复2~3遍，时间约5分钟。

（2）掌推棘突

作用部位：腰椎棘突。

手法内容：沿患者腰椎棘突侧缘，自上而下依次施用掌根推压，以医师自觉棘突被推动即可，不要粗暴或突然发力。

操作要点：反复2~3遍，时间约3分钟。

（3）双拇指揉法

作用部位：第3腰椎横突处。

手法内容：医师双手拇指在压痛点上做轻柔的、有节律的小幅度揉动，然后顺势抵住压定，保持力量强度基本不变，继续点压回旋或横拨竖捋。

操作要点：力要轻巧柔和，每次揉动指端要轻轻触碰到压痛点的浅层，直至患部压痛减轻、肌肉紧张所形成的条索状物变小为止。时间约3分钟。

3. 调整治疗手法

（1）拉肩推腰法

作用部位：胸椎关节及其周围肌群。

手法内容：以拉患者右肩并推腰为例。医师站在患者左侧，左手放于患者肩关节前侧，右手以掌根从第7胸椎棘突开始，随着向后拉肩角度的增大，由上到下按压至第3腰椎棘突。

操作要点：每侧操作时间控制在30秒，两侧操作时间控制在1分钟。

（2）拉腿推腰法

作用部位：腰骶椎关节及其周围肌群。

手法内容：以拉患者右腿并推腰为例，医师站在患者左侧。左手以掌根放于患处腰骶部，右手放于患者右膝关节上方 3cm，随着向后拉右腿角度的增大，左手固定于患处有节律地推按。

操作要点：操作控制在 30 秒。每侧操作时间控制在 30 秒，两侧操作时间控制在 1 分钟。

4. 善后手法

作用部位：腰骶部。

手法内容：患者俯卧位，放松肌肉，用掌根推摩，沿骶棘肌自上而下顺序推摩数遍，重点治疗在疼痛明显处。

操作要点：反复 2~3 遍，时间约 3 分钟。

【保健调护】

嘱患者保护腰部，避免突然弯腰、扭腰及各种不协调动作，不参与较为激烈的体育运动，可外敷消肿止痛药物。同时，应注意加强腰背肌锻炼。

九、骶髂关节紊乱

【概况】

骶髂关节紊乱包括骶髂关节损伤与错位（或半脱位），是临床常见的导致腰腿痛的原因之一，多发生于青壮年妇女。过去所谓"骶髂关节滑膜嵌顿"，实际是关节错开移位、滑膜嵌入的结果。中医学对本病已有论述，称之为"骶髂骨移位"。近年来有人对本病作了一些报道，但看法颇不一致。由于本病的临床症状和腰椎间盘突出症相类似，不少病例伴有盆腔脏器功能紊乱症状，在诊断上易于混淆，应引起重视。

【病因病理】

骶髂关节是微动关节，又称滑膜关节或滑动关节，由骶骨和髂骨的两个关节面相对而成，左右各一。两骨的耳状关节面上均有软骨层覆盖，其骨性成分相当稳定，活动度小，又有关节周围6组韧带的坚强连接，故一般认为没有强大的外力是不会损伤的。由于老年人骨质疏松、韧带松弛，或内分泌紊乱，使骶髂关节软骨层弹性降低，关节面粗糙。一旦遭受外来的暴力以及因摔倒时臀部或半身着地，身体向左或向右扭转而致骨盆部位产生旋转剪力。这一剪力作用于骶髂关节时，骶骨上的旋转力矩加大，致使骶髂关节超过了正常的生理活动范围。重则可失去稳定性产生骶髂关节半脱位，且因骨错缝而不能自行复位；轻则可引起关节周围的韧带撕裂伤，从而导致一系列骶髂关节功能紊乱症状。

【临床表现】

1. 坐骨神经痛　急性病例表现为骤然起病，患侧臀部及下肢胀痛麻木，以及沿坐骨神经走向的放射痛或"触电感"。患者呈"歪臀跛行"的特殊姿势，不能挺胸直腰，翻身起坐和改变体位时疼痛加剧。患肢呈半屈曲状，主动或被动屈伸均明显受限并剧烈疼痛。咳嗽或打喷嚏时患肢常有放射性疼痛。病情急重者，往往由旁人搀扶或持拐来诊。慢性患者上述症状略缓和，患者自觉下腰部隐痛乏力、患肢有短缩感，伴酸软、麻胀、怕冷等。如勉强行走，则呈不同程度的"歪臀跛行"。患者站立时多以健肢负重，坐位时以健侧臀部触椅；仰卧伸直下肢时患肢常有牵扯痛或麻胀感，故患者喜屈曲患肢，仰卧，或向健侧侧卧。临床上常将其误诊为腰椎间盘突出症。

2. 盆腔脏器功能紊乱症状　患侧下腹部胀闷不适和深压痛，肛门急胀感，排便习惯改变，便秘或排便次数增加，尿频、尿急，甚至排尿困难，会阴部不适，伴阳痿、痛经等。

3. 骶髂关节炎症状　患侧骶髂关节压痛和酸胀不适，患肢外侧牵涉痛、麻木。腰骶部酸软乏力，需经常更换坐姿或站立的重心。部分患者表现为骶尾部顽固性疼痛和触痛。妊娠期和产后妇女则可引起耻骨联合处疼痛。

4. 体征　急性患者呈"歪臀跛行"的特殊姿势。腰脊柱侧弯畸形（健侧凸），患侧骶棘肌痉挛。骶髂关节压痛，并可往同侧下肢放射，直腿抬高明显受限。慢性患者只有关节局部的压痛和患侧腰臀肌及下肢肌肉萎缩。

【诊断】

1. 病史　有急慢性腰腿痛病史或外伤史，并具有坐骨神经痛、盆腔脏器功能紊乱、骶髂关节炎症的一种或多种临床表现和典型体征者。

2. 骶髂关节位置错动的检查　患侧髂后上棘（或下棘）下缘位置较健侧偏下者，为骶髂关节后错位，反之为前错位。对于肥胖患者，髂后上棘下缘触诊不清时，可触摸髂后下棘下缘或髂后上棘最高点，两侧对比。区分骶髂关节前错位或后错位是手法复位治疗的主要依据，必须详细检查。据我们观察统计，右侧骶髂关节以前错位居多，左侧骶髂关节以后错位多见。

3. 骨盆扭转的各种试验检查　如骶髂关节旋转试验、单髋后伸试验、"4"字征，以及骨盆分离和挤压试验、直腿抬高试验等。急性病例以上各种试验检查可呈阳性。

4. X线平片检查　在腰骶椎正位片上，可见患侧骶髂关节密度增高或降低，两侧关节间隙宽窄不等。两侧髂后上棘不在同一水平上，前错位者髂后上棘偏上，后错位者髂后上棘偏下。在斜位片上，病侧骶髂关节间增宽，关节面凹凸之间排列紊乱。

【手法治疗】

手法目的是整复错动关节，使其符合解剖生理及力学承受要求。治则为理筋、整复，手法包括扳法、牵拉法、抖法。

（1）基本操作：手法复位前需明确患侧髂骨旋转方向。前错位者，采用单髋过屈复位法；后错位者，采用单髋过伸复位法。复位时需固定健侧下肢，防止骨盆旋转，以免影响复位效果。

（2）骶髂关节前错位复位操作：以右侧为例。患者仰卧床沿，两下肢伸直。医师立于患者右侧，右手握患者右踝或小腿近端，左手扶按右膝。先屈曲右侧髋关节、膝关节，自外向内运摇5~7次。而后，以左手拇指顶于患侧坐骨结节上方，嘱患者伸直患肢的同时，拇指向该结节深面推顶，此时常可闻及关节复位响声或手下有关节复位感。手法完毕（见第二章图2-32）。

（3）骶髂关节后错位复位操作：以左侧为例。

1）俯卧单髋过伸复位法操作：患者俯卧床沿，医师站立于患者左侧。右手托患肢膝上部，左掌根压左骶髂关节。先缓缓旋转患肢5~7次。医师尽可能上提患者左侧大腿（过伸患肢），左手同时用力下压骶髂关节，两手呈相反方向扳按，此时可闻及关节复位响声或手下有关节复位感，手法完毕。

2）侧卧单髋过伸复位法操作：患者右侧卧位，患肢在上，健肢在下自然伸直。医师立于其后，右手掌根顶推患侧髂后上棘，左手握左踝。先小幅度过伸患肢，医师左手拉左踝使患肢过伸，右手同时顶推髂后上棘，两手向相反方向推拉，可闻及关节复位响声或手下有关节复位感，最后嘱患者做患肢蹬空动作（见第二章图2-37）。

（4）辅助操作

1）腰臀部软组织损伤治疗操作：采用分筋理筋和旋转复位法治疗

软组织损伤，对于减轻临床症状和提高疗效有很好的作用。

2）腘绳肌牵拉操作：用于长期卧床腘绳肌挛缩患者，分阶段被动直腿抬高患肢。此外患者应主动进行患肢锻炼，可巩固疗效，减少复发。

【保健调护】

（1）卧硬板床。

（2）避免久坐。

（3）注意腰部保暖。

十、肩关节周围炎

【概述】

肩关节周围炎，简称肩周炎，又称五十肩、冻结肩、漏肩风等，属中医"肩痹""肩凝"等范畴，是肩关节及周围软组织退行性改变所引起的广泛的炎症反应，是以肩关节疼痛，继之发生运动障碍活动受限为主要特征的慢性疾病。因关节内、外粘连，而以肩部疼痛、功能活动受限为其主要临床特征。本病是中老年人的常见病，男女发病之比约为4：5，冬春两季为多发季节。

【临床表现】

（一）症状

多数病例呈慢性发病，隐袭进行，常因上举外展动作引起疼痛始被注意，亦有疼痛较重及进展较快者。个别病例有外伤史。主要症状为肩周疼痛，肩关节活动受限或僵硬。疼痛可为钝痛、刀割样痛，夜间加重，甚至痛醒，可放射至前臂或手、颈、背部，亦可因运动加重。

（二）体征

检查时局部压痛点在肩峰下滑囊、肱二头肌长头肌腱、喙突、冈上肌附着点等处，常见肩部广泛压痛而无局限性压痛点。肩关节各方向活动受限，但以外展、外旋、后伸障碍最显著，如不能梳理头发、穿衣等。肩周软组织间发生广泛性粘连，而使所有活动均受到限制，此时用一手触摸肩胛下角，一手将患肩外展，感到肩胛骨随之向外上转动，说明肩关节已有粘连。病程较长者，可见肩胛带肌萎缩，尤以三角肌萎缩明显。此病持续数月至2年左右时，病情会有不同程度的缓解，疼痛消失，肩部活动逐渐恢复。根据不同病理过程，可将本病分为急性期、粘连期、缓解期。

（1）急性期：病期约1个月，亦可延续至2~3个月。本期患者的主要临床表现为肩部疼痛，肩关节活动受限，是由于疼痛引起的肌肉痉挛及韧带、关节囊挛缩所致，但肩关节本身尚能有相当范围的活动度。如果此期积极治疗，可直接进入缓解期。

（2）粘连期：病期约2~3个月。本期患者疼痛症状已明显减轻，其临床表现为肩关节活动严重受限。肩关节因肩周软组织广泛粘连，活动范围极小，外展及前屈运动时，肩胛骨随之摆动而出现耸肩现象。

（3）缓解期：病期约2~3个月，为本病的恢复期或治愈过程。本期患者随着疼痛的缓解，肩关节的挛缩、粘连逐渐消除而恢复正常功能。

（三）影像学检查

X线检查：肩周炎是软组织病变，所以X线检查多属阴性，对直接诊断无帮助，但可以排除骨与关节疾病，有时可见骨质疏松，冈上肌腱钙化，或大结节处有密度增高的阴影。

【应用解剖】

肩关节是人体活动度最大的关节，广义的肩关节是由胸锁关节、锁骨、肩锁关节、肩胛骨、盂肱关节、肱骨近端以及肩胛胸壁关节共同组成的复杂结构。由于盂肱关节及胸锁关节、肩锁关节的协同运动，使肩关节的活动范围超过人体任何其他关节，而肩关节的功能实现与其解剖特点相关。肩关节骨性结构如图 3-23 所示。

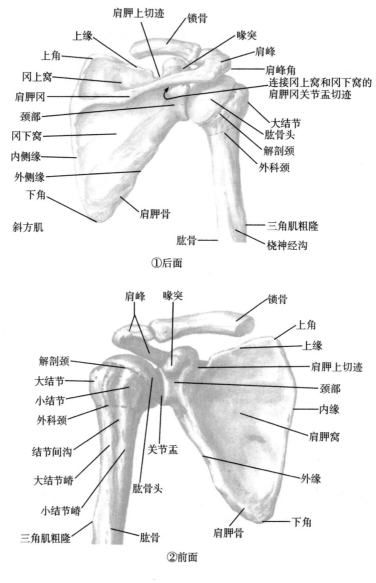

①后面

②前面

图 3-23　肩关节

肩关节骨性结构由上肢自由肢骨（肱骨）、上肢肢带骨（肩胛骨）、锁骨共同完成，其中锁骨支撑肩胛骨，使肩关节与胸廓保持一定距离，保证上肢的灵活运动，锁骨与肩峰形成肩锁关节。肱骨上段膨大形成球形的肱骨头，与相对浅、小的肩胛盂形成盂肱关节。肱骨上段有重要的表面标志，包括肱骨上段前、外侧的肱骨小结节和肱骨大结节，以及两者之间的结节间沟，肱骨大、小结节是肱骨旋转、肩关节外展、肌群内收的主要附着点，结节间沟内有肱二头肌长头肌腱通过，肱骨头及肱骨大小结节之间的解剖颈是肩关节囊远端的附着处，属于关节囊内结构，在 X 线片上易与结节间沟混淆。

1. 肩关节肌层　肩关节肌层由浅入深可分为四个层次，最外层前方为胸大肌，外侧有三角肌包裹，后方有肩胛提肌、菱形肌及斜方肌、背阔肌；外层由胸小肌、前锯肌和大圆肌构成；次内层由臂肌构成，前方为肱二头肌和相对弱小的喙肱肌，后方主要为肱三头肌；最内层即肩袖，由肩胛下肌、冈上肌、冈下肌和小圆肌，从前、上、后三个方向有腱纤维编入关节囊，形成肩关节的旋转肌腱袖。

2. 肩关节囊及滑液囊　肩关节囊薄而松弛，上下两端分别附着于肩胛骨的关节盂和肱骨的解剖颈。关节囊的前部增厚，形成带状的盂肱韧带，盂肱韧带分为上盂肱韧带、中盂肱韧带和下盂肱韧带三个部分，其中盂肱下韧带最大，最为重要，其前后束成领口状或"V"字形，分别附着在前后关节盂缘，形成关节的前、后盂唇，因而肩关节的盂唇结构实质上是盂肱韧带和关节囊附着于关节盂缘的纤维性组织，起到加深关节盂的作用。盂肱中韧带位于肱骨解剖颈的前方，肩胛下肌腱之后，是盂肱韧带中形态变异最大的部分。盂肱上韧带最为细小，与关节囊外的喙肱韧带关系密切。关节囊内结构还有肱二头肌长头、肩胛下肌腱上段，其中肱二头肌肌腱的腱鞘也是由关节内滑膜延伸而来（图 3-24）。

　　滑囊结构是关节附近与关节腔相同的黏液小囊，是肌腱与骨面之间的润滑装置，包括肩胛下滑囊、肩峰下滑囊和三角肌下滑囊。肩胛下滑囊位于肩胛下肌腱与肩胛骨之间，肩峰下滑囊、三角肌滑囊位于肩峰、喙肩韧带与旋转肌腱袖之间，并向外走行于冈上肌腱与冈下肌腱之间，直至肩峰外层的三角肌下，形成旋转肌腱袖与喙肩弓之间的润滑装置。

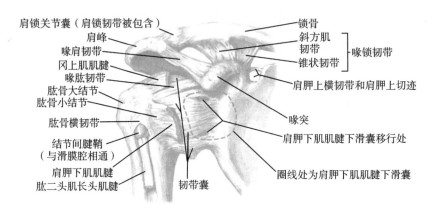

图3－24　肩关节囊组成肩关节的稳定机制

　　肩关节是人体活动范围最大的关节，肱骨头关节面与关节盂关节面面积差异很大，球形的肱骨头关节面与相对浅凹的关节盂之间的连接被形容成"高尔夫球与高尔夫球座"。保持肩关节的稳定性主要依靠肩关节的静态稳定机制和动态稳定机制来完成。静态稳定机制结构（static stabilizers）包括盂肱关节囊内负压作用、关节盂唇结构、盂肱韧带、肩袖间隙结构以及腋窝软组织。肩关节的动态稳定结构（dynamic stabilizers）主要是肩袖和肱二头肌、肩袖肌肉、肩胛下肌、冈上肌、冈下肌、小圆肌，从前、上、下三个方向上起到保护作用，也是肩关节稳定性的重要保障。肩袖肌肉的主动收缩对肩关节的稳定性有重要作用，肱二头肌长、短头肌腱共同起到保持肩关节前方稳定的作用。肩关节的动态稳定结构和静态稳定结构之间关系密切，共同作用，以保证肩关节最大范围的活动度。在肩关节静态稳定机制中，喙肱韧带和盂肱韧带的作用最为重要，也最易退变、受损。理解肩关节稳定结构作用机制，有助于分析肩关节病变机理。

【治疗】

本病主要是非手术治疗。部分患者可自行痊愈，但时间长，痛苦大，功能恢复不全。积极地治疗可以缩短病程，加速痊愈。肩关节的练功活动在治疗中必不可少，在不增加疼痛的前提下，早期即可适当锻炼，病期中进行医疗练功，同时积极地进行其他治疗，则可缩短病程，加速恢复。

治疗的原则是急性期宜舒筋活血，通络止痛；粘连期宜松解粘连，滑利关节；缓解期宜荣筋通络，以达到止痛、促进关节功能恢复的目的。对肩外病因引起的肩痛和肩凝，应注意检查诊断，并首先重点治疗原发病。如颈椎病、肩袖的部分撕裂、钙化性冈上肌腱炎、肩锁关节增生性关节炎等，这些疾病得到充分的治疗，肩痛多可得到控制，亦有利于肩关节功能活动的恢复。

一、手法治疗

（一）推拿手法

慢性期可采用推拉手法。患者取正位，医师用右手的拇、食、中三指对握三角肌束，垂直于肌纤维走行方向拨动 5~6 次，再拨动痛点附近的冈上肌、胸肌各 5~6 次，然后按摩肩前、肩后、肩外侧。继之，医师左手扶住肩部，右手握患者手腕部，作牵拉、抖动、旋转活动。最后患肢作外展、上举、内收、前曲、后伸等动作（图 3-25，3-26）。施行以上手法时，会引起不同程度的疼痛，要注意用力适度，以患者能忍受为宜。隔日治疗 1 次，10 次为 1 疗程。主要是通过被动运动，使粘连松解，增进活动范围。

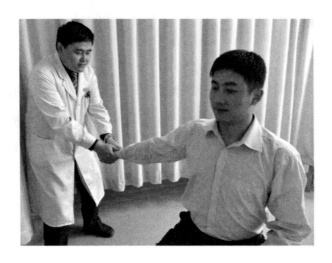

图 3 - 25　肩部抖法

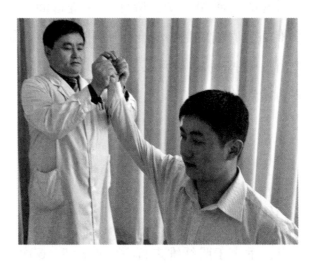

图 3 - 26　肩部提法

（二）扳动手法

对于长期治疗无效，肩关节广泛粘连或肩部僵硬，疼痛已经消失而运动功能没有恢复的患者，可以运用扳动手法松解肩部粘连。可在肌肉放松或是颈丛神经全麻状态下，施行手法扳动。方法是患者取卧位，医师以一手握住肘关节，另一手握住肩部，同时助手抵住肩胛骨，避免肩胸肌性结合部在手法操作时活动。先使肱骨头慢慢内外旋转，然后再按下列步骤进行：

1. 前屈、外旋、上举　患者仰卧，肘关节伸直，在牵引的同时逐渐使肩前屈，外旋，再使患肢上举过头。

2. 外展、外旋、上举　患者仰卧，屈肘，先将上臂被动外展，当达到90°后，再外旋、外展患肢，最后患肢上举过头，要求手指能触及对侧耳朵。

3. 后伸、内旋、摸背　患者取健侧卧位，医师站在患者背侧，逐渐使肩关节后伸、内旋、慢性屈肘，使手指能触及对侧肩胛骨下角。

手法扳动的范围由小到大，在扳动的过程中常能听到粘连带被撕裂的声音。经过反复多次的活动，直至肩关节能达到正常活动范围。操作中动作要轻柔，防止暴力活动而造成肩部骨折或脱位。手法完毕后患者卧床休息，肩部外敷消瘀止痛药膏，并使上臂外展、外旋到90°平面。1～2天局部疼痛和肿胀减轻后，应积极做肩关节的各向活动，尤其是要加强上臂的外展、外旋动作的锻炼。

十一、腕关节扭伤

【概述】

腕关节扭伤在临床上较为常见，多为间接外力所致，其中又以扭拧伤及急速掌撑传导的间接外力伤最为常见。本病可发生在腕关节尺桡侧副韧带的扭伤或撕裂，三角纤维软骨破裂，下尺桡关节韧带松弛及分离和腕骨间韧带损伤等。中医学属"伤筋"范畴，伤后局部气滞血瘀，经络不通，不通则痛，经络受损，血溢脉外，离经之血积于肌膝则肿胀。

【临床表现】

患者有腕关节扭挫伤史。伤后腕部疼痛、肿胀，重者局部瘀斑，腕关节活动功能障碍。桡骨茎突疼痛及压痛多为桡侧副韧带损伤，尺骨茎突疼痛及压痛多为尺侧副韧带损伤，下尺桡关节韧带损伤时，可有腕部酸痛无力，尺骨小头异常突起，按之有松动感，腕关节 X 线正位片示下尺、桡关节处尺桡骨间隙明显增宽，必要时须与健侧腕关节 X 线正位片比较。腕关节 X 线片可诊断无移位或移位不明显的腕部骨折。

【应用解剖】

腕关节（图3－27）由桡骨下端的腕关节面与尺骨下端的关节盘形成关节窝，与手舟骨、月骨、三角骨的近侧面组成的关节头构成，属椭圆关节。

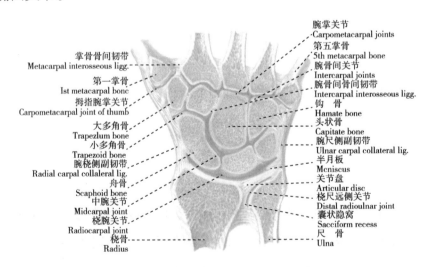

图3－27　腕关节的韧带

【治疗】

腕关节扭挫伤后应适当休息，局部行简单外固定。软组织挫伤瘀血、肿胀广泛者，早期应用冷敷，待好转后改为湿热敷。

扭挫伤初期，腕部肿胀、压痛不明显时，可先作轻缓地按、摩、揉、捏等手法，再拿住拇指及第 1 掌骨左右摇晃 3~5 次，然后逐个拔伸第 2~5 指，使筋急、筋挛得以松弛。最后，屈伸腕部数次，理顺经筋。

【功能锻炼】

由于手腕部皮下组织结构松弛，伤后肿胀明显，手背皮肤张力增加，牵拉掌指关节及拇指，使之过度背伸，有时很难一时将受伤腕部控制在功能位上。后期容易发生掌指关节侧副韧带挛缩，出现掌指关节僵硬，故桡腕关节扭挫伤后应以主动活动为主。如用一宽度适当的木板握于手掌内，以控制拇指及各掌指关节，也利于指骨间关节做屈曲位锻炼。或揉转金属球、核桃，以锻炼手腕部屈、伸和桡、尺侧偏斜及环转运动。

十二、踝关节扭伤

【概述】

急性踝关节扭伤是一种常见的运动损伤，占踝和足部损伤的 1/3以上，约占整个运动损伤的 8%，居关节韧带损伤的首位。其中由内翻造成的损伤约占90%，外翻造成的损伤约占10%。如治疗不当，受损韧带不能良好修复，常易发生再扭伤，日久则会出现慢性踝关节不稳，最终导致撞击综合征，甚至是骨关节炎的发生。据不完全统计，约38%的踝关节中度、重度损伤是由旧的伤病引起的。

【临床表现】

（一）症状

有明显的踝关节扭伤史。伤后踝部立即疼痛，活动功能障碍，损伤轻者仅局部肿胀，损伤重时整个踝关节均可肿胀，并有明显的皮下瘀血，皮肤呈青紫色，跛行步态，伤足不敢用力着地，活动时疼痛加剧。

（二）体征

内翻损伤时，外踝前下方压痛明显，若将足部做内翻动作时，则外踝前下方疼痛；外翻扭伤者，内踝前下方压痛明显，强力做踝外翻动作时，则内踝前下方剧痛。严重损伤者，在韧带断裂处，可摸到有凹陷，甚至摸到移位的关节面。

（三）影像学检查

X线片：拍摄踝关节正侧位片，可以帮助排除内外踝的撕脱性骨折；若损伤较重者，应作强力内翻、外翻位的照片，可见到距骨倾斜的角度增大，甚者可见到移位现象。

【应用解剖】

踝关节周围主要的韧带有内侧副韧带、外侧副韧带和下胫腓韧带（图3-28）。内侧副韧带又称三角韧带，起于内踝，自上而下呈扇形附于足舟状骨、距骨前内侧、下跟舟韧带和跟骨的载距突，是一条坚强的韧带，不易损伤；外侧副韧带起自外踝，止于距骨前外侧的为距腓前韧带，止于跟骨外侧的为腓跟韧带，止于距骨后外侧的为距腓后韧带；下胫腓韧带又称下胫腓联合韧带，为胫骨与腓骨下端之间的骨间韧带，是保持踝关节稳定的重要韧带。

踝关节扭伤甚为常见，可发生于任何年龄，但以青壮年为多，临床上一般分力内翻扭伤和外翻扭伤两大类，以前者为多见。

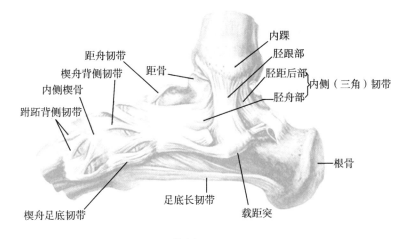

①内侧面观

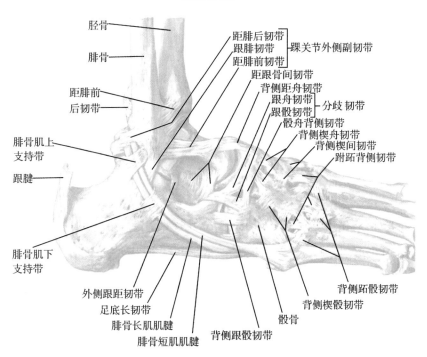

②外侧面观

图 3 - 28 足部韧带

【治疗】

（一）手法治疗

损伤严重，局部瘀肿较甚者，不宜作重手法。对单纯的踝部伤筋或部分撕裂者，初期使用理筋手法。我们推荐使用清宫正骨流派孙树椿教授的摇拔戳手法，临床应用疗效确切。孙氏摇拔戳手法操作步骤如图 3-29 所示。

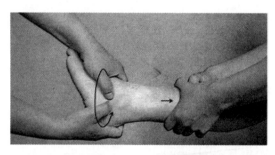

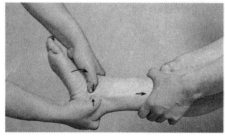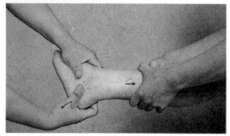

图 3-29　孙氏摇拔戳手法操作

［体位］患者取坐位或仰卧位，伤肢伸出床外，助手双手固定患者的踝部上方，医师双手握住其足部，双手拇指按压在伤处。

［操作］医师首先将足部环转摇晃 6~7 次，然后使足向内翻方向被动运动，同时与助手相对拔伸后，再将足向外翻方向被动运动，同时双手拇指顺势在损伤部位戳按。上述手法操作可重复 2~3 次，再用揉捻法按摩其损伤部位。

本手法隔日 1 次，治疗周期为 2 周。

恢复期或陈旧性踝关节扭伤者，手法宜重，特别是在血肿机化期，产生粘连、踝关节功能受损的患者，则可施以牵引、摇晃、屈伸踝关节，对粘连韧带用弹拨揉捻手法，以解除粘连，恢复其功能。

（二）固定方法

理筋手法之后，可将踝关节固定于损伤韧带的松弛位置。若为韧带断裂者，可用石膏管型固定，内侧断裂固定于内翻位，外侧断裂固定于外翻位。6 周后解除固定，下地活动。若为韧带的部分撕裂伤可用胶布固定，外加绷带包扎。外翻损伤固定于内翻位，内翻损伤固定于外翻位，一般可固定 2～3 周。

（三）保护性制动

运动损伤常采用"RICE"原则治疗，即休息（rest）、冰敷（ice）、加压包扎（compression）和抬高患肢（elevation），Tiemstra 在该原则基础上提出"PRICE"理念，即在上述方法之前增加了保护性制动（protection）。Seah 等认为，轻度急性踝关节扭伤患者可在保护性制动的状态下进行功能锻炼，而且该法的疗效优于传统石膏外固定法。有学者分别采用 U 形支具和石膏托外固定治疗踝关节韧带 Ⅰ、Ⅱ 度损伤，结果前者的治愈率及恢复工作时间均优于后者。因此认为 U 形支具具有佩戴舒适、固定简单、可灵活调整固定强度等优点，能够早期进行功能锻炼，可以有效缓解疼痛、消除肿胀，有助于增强踝关节的稳定性，预防习惯性扭伤。

（四）练功疗法

外固定之后，应尽早练习跖趾关节屈伸活动，进而可做踝关节背伸、跖屈活动。肿胀消退后，可指导做踝关节的内翻、外翻的功能活动，以防止韧带粘连，增强韧带的力量。

十三、指间关节扭伤

【概述】

指间关节扭伤多系手指受到侧方或扭转暴力，引起指间关节产生过度内收、外展或扭转，从而导致关节周围的韧带、肌腱、关节囊及关节软骨受伤。本病在篮球、排球、手球等运动中多见，如篮球接球时手的动作不正确，或者抢球时手指过于紧张伸直而被球撞击，均易造成损伤。指尖受到猛烈冲撞时可引起关节面软骨的损伤，指间关节突然侧弯则引起关节囊及对侧副韧带的损伤，严重者可引起指间关节脱位或撕脱性骨折。

【临床表现】

指间关节的扭挫伤可发生于各指。受伤后，关节剧烈疼痛，继之迅速肿胀，常呈现为近伸直位，但不能伸直，手指活动受限。指间关节侧副韧带损伤时，可在一侧有疼痛，并有侧向活动及侧弯畸形。X线片有时可见侧向移位或指骨基底部撕脱骨折。这类患者如治疗不得当，病情可迁延很长时间。

【应用解剖】

指间关节属于屈戌关节（铰链类），各有单独的关节囊，其增厚部分各形成掌侧、尺侧及桡侧副韧带，而背侧韧带则由伸指肌腱扩张部所代替。手指能做屈伸运动，不能作外展、内收。当指间关节屈曲时，侧副韧带松弛；而伸直时侧副韧带则紧张。在手指处于伸直位时，如受到侧方暴力时，可伤及侧副韧带。轻者致部分撕裂，重者可致完全断裂，关节失去稳定性，出现侧向异常活动。

【治疗】

（一）手法治疗

患者取正坐位，伤手伸出，掌心向下。医师站在伤手外侧（若为无名指、小指则站在内侧），一手拿住伤指近端，另一手拇、食二指捏住伤指关节的内外侧。拿住伤手轻轻摇晃，捏关节之手作揉捻舒筋手法（图3 - 30）。

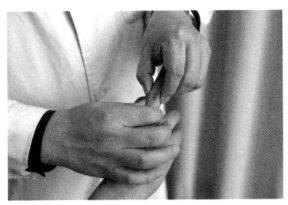
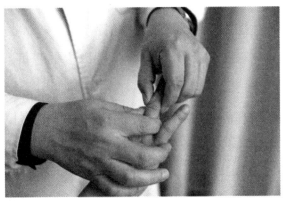

图3 - 30　环转摇晃后拔伸

之后，医师改用一手拇、食二指捏住伤指关节上部的指骨两侧，另一手拇、食二指捏住伤指关节下部的指骨上、下方，由外向内环转摇晃6~7次，然后拔伸，将指关节反复屈伸数次。

（二）固定和练功活动

初期可用硬纸板固定于功能位 2～3 周，去除固定后用海桐皮汤煎水熏洗，并进行练功活动，禁止作剧烈被动活动。

（三）注意事项

（1）新鲜损伤（3 周内）主张行功能位固定，陈旧性损伤（大于 3 周）主张行手法治疗。

（2）行手法治疗后，避寒凉，避免进行冷水浴。

第二节　骨折篇

一、桡骨远端骨折

【概述】

桡骨远端骨折是临床上最常见的骨折之一，约占全身骨折的 10%，是指发生在桡骨远侧端 2～3cm 范围以内的骨折。本病多见于老年人和青壮年，女性多于男性。发生在儿童者，多为桡骨下端骨骺分离滑脱，或干骺端骨折伴骨骺分离滑脱。发生在此部位的骨折由于受伤时手着地的角度不同，以及骨折是否波及关节面，可以引起不同类型的骨折。伸直型桡骨远端骨折，即远端骨折块向背侧移位的桡骨远端骨折，又称科利斯（Colles）骨折。屈曲型桡骨远端骨折，即远端骨折块向掌侧移位的桡骨远端骨折，又称史密斯（Smith）骨折。影响关节的骨折中，桡骨关节面背侧边缘骨折称为背侧巴通（Barton）骨折，桡骨关节面掌侧边缘骨折称为掌侧巴通骨折。

【临床表现】

(一) 症状

外伤后腕部肿胀、疼痛，损伤严重者可有瘀斑和水疱。握拳时疼痛剧烈，且感手指无力，为减轻疼痛，患者常用健手托扶患手，腕部不敢活动，手指呈半屈曲休息位。

(二) 体征

桡骨远端掌、背、桡侧压痛明显，有纵向叩击痛，有移位骨折常有典型畸形。如伸直型骨折，骨折远端向背侧移位时，从侧面观可见典型"餐叉样"畸形 (图 3 - 30)；骨折远端向桡侧移位并有缩短移位时，可触及上移的桡骨茎突，从正面观腕部横径增宽和手掌移向桡侧，呈"枪刺状"畸形 (图 3 - 31)。屈曲型骨折，骨折远端向掌侧移位时，从侧面观可见典型"锅铲样"畸形 (图 3 - 32)。桡骨远端关节边缘骨折，移位严重者，腕掌背侧径增大，其背侧缘骨折脱位者，也可出现"餐叉样"畸形。但无移位骨折或不完全骨折时，肿胀多不明显，仅觉局部疼痛和压痛，可有环形压痛和纵向叩击痛，腕和指运动不便，握力减弱，须注意与腕部软组织扭伤鉴别。

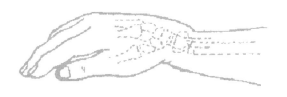

图 3 - 30　"餐叉样"畸形

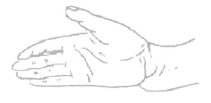

图 3 - 31　"枪刺状"畸形

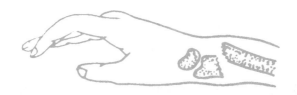

图 3 - 32　"锅铲样"畸形

（三）影像学检查

桡骨远端骨折的腕关节 X 线正侧位片显示，远侧段可向桡、背侧或掌侧移位，粉碎型骨折可波及桡腕关节面，常伴有下桡尺关节分离或尺骨茎突骨折。

【应用解剖】

桡骨远端膨大，由松质骨构成，位于松质骨与密质骨交界处，易于发生骨折。远端关节面略呈四方形，还有掌、背、尺、桡四个面。远端关节面与舟骨和月骨形成桡腕关节面，正常人此关节面向掌侧倾斜 10°～15°，向尺侧倾斜 20°～25°（图 3 - 33）。四个面中的掌侧面光滑凹陷，有旋前方肌附着；背侧面稍凸，有四个骨性腱沟，伸肌腱通过其中；尺侧面构成下桡尺关节，为前臂旋转活动的枢纽；桡侧面有肱桡肌附着，并有拇短伸肌和拇长展肌通过此处的骨纤维鞘管。桡骨远端桡侧向远侧延伸形成桡骨茎突，较其内侧的尺骨茎突长 1～1.5cm。三角纤维软骨的基底部与桡骨远端相连，尖端附于尺骨茎突深面，是桡尺骨远端之间的重要连接带。当桡骨远端发生骨折时，桡骨远端关节面的角度常发生改变，背侧的骨性腱沟也扭曲错位，若无良好的复位，可造成腕和手指功能活动障碍。若合并尺骨茎突骨折移位者，多伴有三角纤维软骨的破裂。

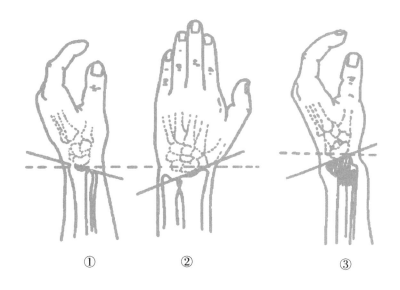

①　　　　　　　②　　　　　　　③

图 3 - 33　桡骨远端关节面的倾斜角

【治疗】

无移位的骨折不需要整复，仅用掌、背两侧夹板固定 2 ~ 3 周即可。有移位的骨折则根据骨折类型不同采用相应的整复和固定方法。

（一）整复方法

1. 伸直型骨折

（1）折顶复位法：患者取坐位，老年人则平卧为佳，肘部屈曲90°，前臂中立位。一助手把持患肢前臂上段，医师两手分别握持患手大、小鱼际部，四指置于骨折近端掌侧，两手拇指在前臂背侧骨折端间，摸清向背侧移位的远折端，并用拇指将其叩紧，两手用力向相反方向牵引，同时向掌侧加大成角，目的是打开断端间的嵌入，并使远折端压向掌侧。此时迅速在牵引下进行反折，使腕关节掌屈和尺偏，使之复位。此法多用于骨折线未进入关节，同时骨折端完整者（图 3 -34）。

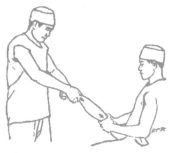 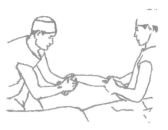

①在牵引下矫正重叠及旋转移位　　②而后猛力牵抖、使骨折对位，
　　　　　　　　　　　　　　　　　同时迅速尺偏掌屈

图3-34　桡骨远端伸直型骨折折顶复位法

（2）提按复位法：患者肘部屈曲90°，前臂中立位。一助手把持患肢前臂上段，另一助手握持患手拇指和其余四指，作对抗牵引，持续2~3分钟，使骨折端的嵌入完全解脱。然后在牵引状态下，医师一手握住近折端向桡侧推挤，另一手握住远折端向尺侧推挤，矫正远折端向桡侧移位；继续在牵引状态下，医师两手2~4指置于近折端掌侧并向上端提，两拇指并列压于远折端背侧，向掌侧按压，使两断端复位。该法多用于骨折线进入关节或骨折块粉碎的伸直型骨折，尤其是老年患者（图3-35）。

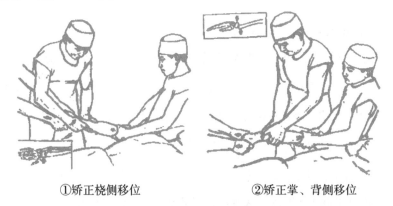

①矫正桡侧移位　　　　　　　　②矫正掌、背侧移位

图3-35　桡骨远端伸直型骨折提按复位法

2. 屈曲型骨折　患者取坐位，肘部屈曲 90°，前臂中立位，掌心向上。一助手把持患肢前臂上段，另一助手握持患手拇指和其余四指，作对抗牵引，持续 2~3 分钟，待嵌入或重叠移位矫正后，医师两手拇指由掌侧将骨折远端向背侧推挤，同时用食、中、无名三指将骨折近端由背侧向掌侧提拉，与此同时，牵引手指的助手徐徐将腕关节背伸、尺偏，使之复位。

3. 背侧缘骨折　患者肘部屈曲 90°，前臂中立位。一助手把持患肢前臂上段，另一助手握持患手拇指和其余四指，作对抗牵引。医师将两手拇指压于远端骨折块近侧，其余四指环抱腕部掌侧。在牵引下，一助手将腕部轻度屈曲，此时，医师两手拇指向远端推挤骨折块，然后牵引手指的助手徐徐背伸腕关节，骨折即可复位。

4. 掌侧缘骨折　患者肘关节屈曲 90°，前臂中立位。一助手握持患手拇指和其余四指，另一助手把持患肢前臂上段，作持续对抗牵引。医师两手拇指压于远骨折块近侧，其余四指环抱腕部背侧。在牵引下，一助手将腕部轻度背伸，医师两手拇指向远侧和背侧推挤骨折块，然后牵引手指的助手徐徐掌屈腕关节，骨折即可复位。

（二）固定方法

用掌、背、桡、尺四块夹板固定。伸直型骨折先在骨折远端背侧和近端掌侧，按两垫固定原则分别放置一平垫，然后放上夹板，夹板上端达前臂中上 1/3 处，桡侧、背侧夹板下端应超过腕关节，限制手腕的桡偏和背伸活动（图 3-36）。屈曲型骨折则在远端的掌侧和近端的背侧各放一平垫，桡侧、掌侧夹板下端应超过腕关节，限制桡偏和掌屈活动。桡骨远端背侧缘骨折在骨折远端的背侧和掌侧各放一平垫，背侧平垫在前，掌侧平垫在后，掌侧夹板下端应超腕关节，将腕关节固定于背伸位；桡骨远端掌侧缘骨折在骨折远端的掌侧和背侧各放一平垫，掌侧平垫在前，背侧平垫在后，背侧夹板下端应超腕关节，将腕关节固定于掌屈位。固定垫、夹板放妥后，扎上三条布带，最后将前臂置于中立位，屈肘90°，悬挂于胸前。固定时间4～5周，儿童3周左右。

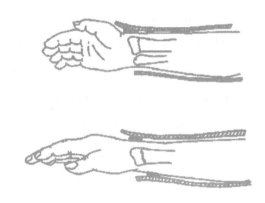

图3－36　桡骨远端伸直型骨折夹板固定法

（三）练功活动

骨折复位固定后，可立即鼓励患者作指间关节、指掌关节屈伸锻炼及肩肘关节活动。解除固定后可作渐进性腕关节屈伸、旋转和前臂旋转锻炼。解除固定后，作腕关节屈伸和前臂旋转活动锻炼。

（四）药物治疗

初期宜活血祛瘀、消肿止痛，可内服活血止痛汤，外敷消瘀止痛药膏或金黄散；中期宜接骨续筋，可内服新伤续断汤，外敷接骨续筋药膏；后期宜养气血、补肝肾、壮筋骨，可内服补肾壮筋汤或肢伤三方。解除夹板固定后，均应用中药熏洗以舒筋活络，通利关节，可选用上肢损伤洗方或四肢损伤洗方。

【注意事项】

复位固定后应观察手部血液循环，随时调整夹板松紧度。注意固定体位的维持，纠正骨折再移位倾向，如伸直型骨折应维持在掌屈尺偏位，屈曲型骨折应维持在轻度背伸尺偏位。早期进行练功活动，但固定期间禁止进行与移位方向一致的活动。

二、尺桡骨双骨折

【概述】

尺桡骨双骨折，亦称前臂双骨折，是常见的前臂损伤之一，多见于儿童或青壮年，多发生于前臂中1/3和下1/3部。由于前臂解剖功能复杂，尺桡骨骨折的骨折端可发生侧方、重叠、成角及旋转移位，若不能满意矫正各类畸形，将会影响前臂旋转功能。目前已认识到其骨干间的连接虽在解剖上无关节结构，但在功能上应视为关节。因此，对于尺桡骨双骨折的治疗，必须要恢复肢体的长度、位置及轴线，才能最大限度地恢复前臂的功能。

【临床表现】

（一）症状

外伤后前臂肿胀、疼痛、活动受限，可出现成角、扭转或短缩畸形。复杂的前臂开放性骨折合并血管、神经损伤，可出现相应的临床症状。

（二）体征

检查局部压痛明显，有纵向叩击痛，有移位的完全性骨折有骨擦音和异常活动。前臂可有短缩、成角或旋转畸形，儿童青枝骨折则仅有成角畸形。骨折端刺戳所致的开放性骨折，皮肤伤口一般较小，外露的骨折端有时自行回纳至伤口内。

（三）影像学检查

前臂X线片应包括肘关节和腕关节。正、侧位X线片可确定骨折类型、移位方向以及有无上、下桡尺关节脱位。

【应用解剖】

前臂由尺、桡二骨构成。尺骨上端粗而下端细，为构成肘关节的重要部分。桡骨相反，上端细而下端粗，为构成腕关节的主要组成部分。前臂肌肉较多，有屈肌群、伸肌群、旋前肌群和旋后肌群等。前臂上 2/3 为前臂伸、屈及旋转肌的肌腹所在，至下 1/3 移行为肌腱，因而前臂上粗下细，上圆下扁。由于肌肉的牵拉，骨折后常出现重叠、成角、旋转及侧方移位，故整复较难。前臂的旋转是非常复杂的运动，一般在尺骨保持固定的状态下，桡骨头在上尺桡关节做自转运动，而桡骨远端在下尺桡关节处围绕尺骨头做公转运动。尺骨、桡骨借骨间膜相连，近侧形成上尺桡关节，远侧形成下尺桡关节。前臂骨间膜是致密的纤维膜，几乎连接桡尺骨的全长，其松紧度是随着前臂的旋转而发生改变。前臂中立位是：两骨干接近平行，骨干间隙最大，骨干中部距离最宽，骨间膜上下松紧一致，对尺桡骨起稳定作用。当前臂处于旋前或旋后位时，骨干间隙缩小，骨间膜上下松紧不一致，而两骨稳定性减低。骨间膜的挛缩将会导致前臂旋转功能受限，而且前臂的旋转功能对于手部灵巧功能的发挥具有重要作用。因此，在处理尺桡骨干双骨折时，为了保持前臂的旋转功能，应使骨间膜上下松紧一致，为使两骨相对稳定并预防骨间膜挛缩，应尽可能在骨折复位后将前臂固定在中立位。

【治疗】

尺桡骨双骨折可发生重叠、成角、旋转及侧方移位等多种移位。若治疗不当可发生桡、尺两骨间隙缩小较多，甚至骨交叉愈合，引起前臂旋转功能障碍，并可影响到手的功能。因此治疗应该尽可能达到解剖复位，最大限度地恢复前臂功能。无移位骨折可仅用夹板固定。有移位的闭合骨折均可应用手法整复、夹板固定法治疗。对于伤口较小（3cm以内）的开放性骨折，若伤缘整齐、污染不重，经清创缝合后，可行手法整复、夹板固定。

（一）整复方法

整复时应根据患者的受伤机理，结合X线片所显示的骨折不同类型、部位及特点，认真分析，以决定首先整复尺骨还是整复桡骨。如中1/3骨折，若其中一骨干为横断或锯齿形的稳定性骨折，而另一骨干为不稳定的斜行骨折或粉碎性骨折时，应先整复稳定性骨折，以此作为支柱，然后再整复另一骨干的不稳定性骨折。若桡、尺骨干均为不稳定性骨折时，对于上1/3骨折，先整复尺骨，因该段骨干较粗，整复后相对稳定，可作为支柱，然后再整复桡骨。对于下1/3骨折，则先整复该段骨干较粗的桡骨，然后再整复尺骨。对于中1/3骨折，应根据两骨的相对稳定性来决定整复桡、尺骨的先后顺序，若两骨干骨折的稳定性相同，则一般先整复位置较浅且易于摸认的尺骨。若有一骨干骨折背向移位，应先整复有背向侧方移位的骨折，然后再整复另一骨干骨折。

患者平卧，肩外展90°，肘屈曲90°，中、下1/3骨折取前臂中立位，上1/3骨折取前臂旋后位，由两助手作拔伸牵引，矫正重叠、旋转及成角畸形。临床上根据骨折不同移位情况采用以下手法整复。

1. 拔伸牵引 一助手握肘上，另一助手握手部的大、小鱼际。二助手先顺势拔伸数分钟，以矫正骨折的重叠和成角畸形。依据骨折远端对近端的原则，将前臂远端根据近端旋转方向置于一定的位置，继续进行牵引，以矫正旋转畸形。对于桡、尺骨干上1/3骨折，桡骨骨折近端因受肱二头肌和旋后肌的牵拉而呈屈曲旋后位，骨折远端因旋前圆肌和旋前方肌的牵拉而呈旋前位，故前臂远端须置于旋后位进行拔伸牵引。

2. 反托折顶　对于虽经拔伸牵引而重叠移位未完全矫正者，宜先用折顶手法，可比较省力地整复残余重叠移位，又能顺利地矫正侧方移位。医师两手先将桡、尺二骨骨折近端、远端侧方移位，矫正为单纯的同一方向的掌、背侧重叠移位，然后医师两手拇指在背侧按住突出的骨折断端，其余四指托住向掌侧下陷的骨折另一断端，待各手指放置准确后，在较轻的牵引状态下，慢慢地向原来成角移位的方向加大成角，同时两手拇指由背侧推按突出的骨折端。残余重叠移位越多，加大的成角也应越大。待成角加大到一定程度，感到两骨折端同一侧的皮质对端相顶后，骤然向回反折（图3-37）。反折时，拇指继续向掌侧推按向背侧突出的骨折断端，而食指、中指、无名指三指用力向背侧托顶下陷的骨折另一端。其方向可正、可斜，力量可大、可小，完全依骨折断端移位程度及方向而定。进行折顶时，应注意折角不宜过大，以免损伤神经、血管；并应注意骨折端勿刺破皮肤，以免使闭合性骨折转化为开放性骨折。

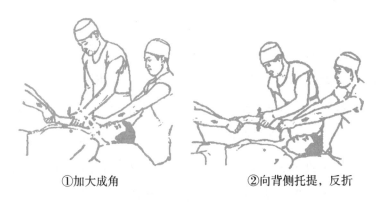

①加大成角　　　　②向背侧托提，反折

图3-37　反托折顶法

3. 夹挤分骨　桡、尺骨骨干骨折后，骨间膜松紧不均，骨折段容易互相成角并向前臂轴心靠拢，影响前臂的旋转功能，故必须使其骨间隙恢复正常（图 3 - 38）。夹挤分骨是整复前臂骨折的重要手法。医师两手分别置于患臂桡侧和尺侧，两手的拇指及食、中、无名三指分别置于骨折部的掌、背侧，沿前臂纵轴方向捏挤

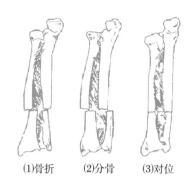

(1)骨折　(2)分骨　(3)对位

图 3 - 38　骨间膜与尺桡骨干间关系

骨间隙。在捏挤的同时两手分别将桡、尺骨向桡、尺两侧提拉，使向中间靠拢的桡、尺骨断端向桡、尺两侧各自分开，使悬张于两骨间的骨间膜恢复其紧张度，以牵动桡、尺骨的骨间嵴，使之恢复两骨之间相互对峙的正常位置，并可矫正部分残余侧方移位。

4. 回旋捺正　斜行或螺旋骨折，若骨折端有背向侧方移位，其背向侧重叠较多时，单靠拔伸牵引无法矫正背向重叠移位，若用暴力推按复位，则容易将骨尖折断，甚至造成骨折端劈裂，而影响骨折部的稳定性。采用回旋捺正法，可较省力地进行复位。两助手略加牵引，医师一手固定骨折近端，另一手将骨折远端按压，沿造成骨折背向移位的路径，紧贴骨折近端逆向回旋，矫正背向移位，使两骨折端对合，再相对挤按捺正，使两骨折端紧密接触，即可复位。回旋时，两骨段要互相紧贴，以免损伤血管神经或加重软组织损伤。如感觉有软组织阻挡，即应改变回旋方向。

5. 扳提推按　横断或斜行骨折有侧方移位者，可采用扳提推按手法。矫正重叠或旋转移位后，助手继续维持牵引状态，医师在保持分骨的情况下，一手捏持骨折近端，另一手捏持骨折远端。若骨折断端分别向桡、尺侧移位，须向中心推按向桡、尺侧移位的骨折断端。若骨折断端向掌、背侧移位，须将下陷的骨折断端向上扳提，同时将上

凸的骨折断端向下推按。若同时有桡、尺侧及掌、背侧移位时，扳提推按要斜向用力，使之复位。

（二）固定方法

助手维持牵引状态，医师用前臂四块夹板固定。掌、背两侧夹板要比桡、尺两侧夹板宽，掌侧夹板长度由肘横纹至腕横纹，背侧夹板由尺骨鹰嘴至腕关节或掌指关节，桡侧夹板由桡骨头至桡骨茎突，尺侧夹板自肱骨内上髁下至第5掌骨基底部。尺侧夹板托住腕关节，可克服因手部重力下垂而致使尺骨骨折向桡侧成角的杠杆作用。

若复位前，桡、尺骨相互靠拢者，可采用分骨垫放置在两骨之间，掌、背侧骨间隙各置一个分骨垫。如骨折线在同一平面时，分骨垫放置在骨折线上、下各一半处；如骨折线不在同一平面上，分骨垫放置在两骨折线之间。掌侧分骨垫放在掌长肌腱与尺侧屈肌腱之间，背侧分骨垫放在尺骨背面的桡侧缘。分骨垫放妥后，用两条胶布固定。分骨垫不宜卷得太紧，以免引起皮肤受压坏死（图3-39）。

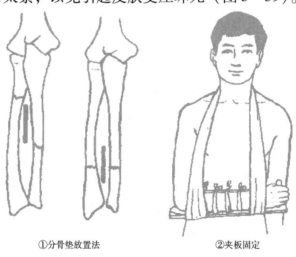

①分骨垫放置法　　　②夹板固定

图3-39　分骨垫的放置与夹板固定

各垫放置妥当并用胶布条固定后，依次放掌侧、背侧、桡侧、尺侧夹板。然后在中间先绑扎一道或两道布带，后绑扎两端的布带，绑扎的松紧度要适宜。绑扎后，再用前臂带柱托板固定，肘关节屈曲90°，三角巾悬吊胸前，前臂原则上放置中立位，上1/3骨折前臂可放置稍旋后位。

儿童青枝骨折固定3~4周，成人固定6~8周，待骨折临床愈合后始可拆除夹板。由于尺骨下1/3骨折的局部血液供应较差，若固定不良，断端间有旋转活动，则容易造成骨折迟缓愈合或不愈合，故固定必须牢靠，固定时间可根据具体情况而适当延长。

（三）练功活动

骨折复位固定后，初期即鼓励患者进行手指屈伸、握拳活动及上肢肌肉舒缩活动，握拳时要尽量用力，以促进气血循行，使肿胀消退。中期开始做肩、肘关节活动，如小云手等，活动范围逐渐增大，但不宜做前臂旋转活动。后期拆除夹板固定后，可作前臂旋转活动，以恢复前臂旋转功能。

（四）药物治疗

初期瘀肿较甚，治宜活血祛瘀，消肿止痛，内服可选用活血止痛汤或桃仁四物汤加减，肿胀严重者重用三七、泽兰等；外敷双柏膏、消肿止痛膏或跌打万花油。中期宜和营生新、接骨续损，内服可选用生血补髓汤或八厘散等，外敷接骨膏或接骨续筋药膏。后期宜养气血、补肝肾、壮筋骨，内服补肾壮筋汤或健步虎潜丸。解除夹板固定后，若后期前臂旋转活动仍有阻碍者，应加强中药外用熏洗，以舒筋活络，促进关节活动功能恢复。

【注意事项】

对儿童患者应仔细检查前臂有无压痛、旋转活动受限和疼痛，以防漏诊。若骨折后患肢疼痛剧烈、肿胀严重，手指麻木发凉，皮肤发绀，被动活动手指疼痛加重，应考虑有无并发前臂筋膜间隔区综合征，一旦确诊须急诊手术处理。

在固定期间，应使前臂维持在中立位。要鼓励和正确指导患者进行适当的练功活动。此外，在更换外敷伤药、调整夹板松紧度及拍片复查时，应用双手托平患肢小心搬动，切不可用一手端提患肢，同时还应避免伤肢前臂的任何旋转活动，以防骨折再移位。

三、肱骨外科颈骨折

【概述】

肱骨外科颈骨折是指发生在肱骨解剖颈下 2～3cm 处的骨折。本病较常见，以老年人为多，亦可发生于儿童和成人。肱骨外科颈骨折多因间接暴力所致，跌倒时手掌或肘部先着地，传达暴力向上传导而引起骨折，偶有因直接暴力打击肩部而发生骨折。由于所受暴力不同，以及患肢在受伤时所处的位置不同，可发生不同类型的骨折。若上臂在外展位则为外展型骨折，若上臂在内收位则为内收型骨折。

【临床表现】

（一）症状

伤后肩部肿胀，疼痛，活动时疼痛加剧。患者往往用健侧手握患侧手于胸前，避免任何震动和活动，以减少局部疼痛，数日后出现肩部瘀斑，并可扩展到胸壁和肘部。

（二）体征

有局部压痛和上臂纵轴叩击痛，上臂内侧可出现瘀斑。非嵌插性骨折可有畸形、骨擦音和异常活动。外展型骨折的患者肩部下方稍呈凹陷，在腋窝能触及移位的骨折端或向内成角，有时与肩关节脱位相似，但肩部仍保持丰隆外观，与肩关节脱位的"方肩"畸形有别。内收型骨折在上臂上端外侧可触及突起的骨折远端和向外成角畸形。合并肩关节脱位时可出现"方肩"畸形，在腋下或喙突下可扪及肱骨头。

（三）影像学检查

肩关节正位、穿胸侧位（或外展侧位）的 X 线片可确定骨折类型及移位情况。

【应用解剖】

肱骨外科颈位于解剖颈下 2～3cm，相当于大、小结节下缘与肱骨干的交界处，此为松质骨和密质骨交界处，是应力上的薄弱点，易发生骨折。而肱骨解剖颈很短，骨折较罕见。紧靠肱骨外科颈内侧有腋神经向后进入三角肌内，臂丛神经、腋动静脉通过腋窝，严重移位骨折时可合并神经血管损伤。

【治疗】

无移位的裂纹骨折或嵌插骨折，仅用三角巾悬吊患肢 1～2 周即可开始活动。有移位的骨折可按下列方法治疗。

（一）整复方法

患者取坐位或卧位，一助手用布带绕过腋窝向上提拉，屈肘 90°，前臂中立位，另一助手握其肘部，沿肱骨纵轴方向牵拉，纠正短缩移位（图 3－40－①），然后根据不同类型再采用不同的复位方法。

1. 外展型骨折　医师双手握骨折部，两拇指按于骨折近端的外侧，其余四指扣住骨折远端的内侧向外端提，助手同时在牵拉状态下内收其上臂，即可复位（图 3－40－②）。

2. 内收型骨折　医师两拇指压住骨折部向内推，其余四指使远端外展，助手在牵引下将上臂外展即可复位（图 3 – 40 – ③，30 – 40 – ④）。如向前成角畸形过大，还可继续将上臂上举过头顶；此时医师立于患者前外侧，用两拇指推挤远端，其余四指挤按成角突出处，如出现骨擦感，断端相互抵触，则表示成角畸形矫正。

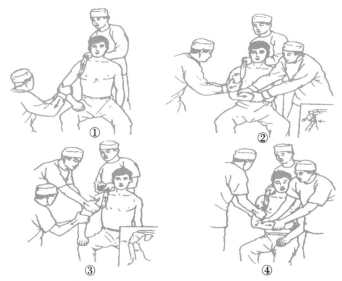

①纵轴牵引　②外展型的整复　③④内收型的整复

图 3 – 40　肱骨外科颈整复方法

对合并肩关节脱位者，有时可先整复骨折，然后用手法推送肱骨头；亦可先持续牵引，使肩盂间隙加大，纳入肱骨头，然后整复骨折。

（二）固定方法

1. 夹板规格　取长夹板三块，下至肘部，上端超过肩部，夹板上端可钻小孔系以布带，以便作超关节固定。取短夹板一块，由腋窝下至肱骨内上髁以上，夹板的一端用棉花包裹，即成蘑菇头样大头垫夹板。

2. **固定方法**　在助手维持牵引状态下，将棉垫 3～4 个放于骨折部的周围，短夹板放在内侧。若是内收型骨折，大头垫应放在肱骨内上髁的上部；若是外展型骨折，大头垫应顶住腋窝部，并在成角突起处放一平垫，三块长夹板分别放在上臂前、后、外侧，用三条扎带将夹板捆紧，然后用长布带绕过对侧腋下，用棉花垫打好结。内收型骨折应固定患肩于外展位，外展型骨折应固定患肩于内收位。固定时间 4～6 周。对于移位明显的内收型骨折，除夹板固定外，可配合皮肤牵引 3 周，肩关节置于外展前屈位，其角度视移位程度而定。

（三）功能锻炼

初期先让患者握拳，屈伸肘、腕关节，舒缩上肢肌肉，3 周后练习肩关节各方向活动，活动范围应循序渐进，每日练习 10 多次。一般在 4 周左右即可解除外固定。后期应配合中药熏洗，以促进肩关节功能恢复。练功活动对老年患者尤为重要。

（四）药物治疗

初期宜活血祛瘀、消肿止痛，内服可选用和营止痛汤、活血止痛汤，外敷消瘀止痛药膏、双柏散。老年患者则因其气血虚弱，血不荣筋，易致肌肉萎缩，关节不利，故在中后期宜养气血、壮筋骨、补肝肾，还应加用舒筋活络、通利关节的药物，内服可选用接骨丹、生血补髓汤，外敷接骨续筋膏和接骨膏等。解除固定后可选用海桐皮汤等熏洗。

【注意事项】

肱骨外科颈骨折远端向内侧移位，可能伤及腋动脉，引起患肢血循环障碍，桡动脉搏动减弱或消失。骨折合并腋神经损伤较常见，通过检查肩部外侧皮肤感觉可判断，但无特异性，早起因疼痛无法检查三角肌收缩，即使感觉正常也不能除外腋神经损伤。腋神经损伤或固定一段时间后，三角肌失去张力，均可导致肩关节半脱位。应注意是否存在腋神经麻痹。严重暴力可使骨折合并肩关节脱位后，肱骨头脱向胸腔，同时应注意检查是否合并血气胸。

四、股骨颈骨折

【概述】

股骨颈骨折系指股骨头下与股骨颈基底部之间的骨折，绝大多数患者的骨折线均在囊内，故又称为股骨颈囊内骨折。据统计，女性从50 多岁开始，本病发病率迅速增高，而男性发病高峰在 70 岁以后，平均发病年龄在 60 岁以上。随着老龄化社会的日常临近，此类骨折的发病率逐渐升高。

与其他骨折相比，股骨颈骨折具有一些明显的特点：其一，患者的平均年龄在 60 岁以上，部分患者在伤前即有高血压、心脏病、糖尿病或偏瘫等全身疾患。伤后常卧床不起，较易出现肺炎、褥疮和静脉炎等合并症，因而其死亡率较一般骨折患者为高。其二，由于功能解剖上的特点，骨折部位常承受较大的剪应力，影响骨折复位效果及骨折复位后的稳定性，从而也影响内固定的效果。尽管内固定方法屡经改革，但是骨折不愈合率仍较一般骨折为高。其三，由于股骨头血液供应的特殊性，骨折时易使主要供血来源阻断，这不但影响骨折愈合，而且可能发生股骨头缺血坏死及塌陷的不良后果。以上这些特点表明，股骨颈骨折是一种治疗较困难的损伤。

股骨颈骨折按损伤机制分类，可分为外展型、中间型、内收型。外展型骨折在股骨干急骤外展及内收肌收缩的情况下发生，骨折两端之间呈外展关系，颈干角增大，骨端嵌插，骨折比较稳定，关节囊血运破坏较少，骨折愈合率高。中间型骨折的 X 线正位片同外展型，而侧位片可见股骨头后倾，骨折线前方有裂隙，实已过渡到内收型的中间阶段。内收型骨折在股骨干急骤内收及外展肌群（臀中肌、臀小肌）收缩情况下发生，远骨折端因髂腰肌、外旋肌的收缩及下肢重力作用而向上及外旋移位。此种骨折多有移位，关节囊血运破坏较大，骨折愈合率比前者低，股骨头缺血坏死率较高。

【临床表现】

（一）症状

患者有跌伤史，伤后患髋疼痛及轻度肿胀，腹股沟中点附近有压痛和纵轴叩击痛。髋部任何方向的主动、被动活动均能引起局部剧烈疼痛。有移位的骨折患者，在伤后即不能起坐、站立，伤肢呈外旋、缩短状，髋、膝轻度屈曲畸形。不完全骨折或嵌入骨折患者可站立或跛行，因而易于漏诊，检查时应加以注意，并避免加重损伤。

（二）体征

腹股沟部或大粗隆部有肿胀、瘀斑（囊内骨折不明显），腹股沟部有压痛，叩击患侧足跟及大粗隆部疼痛。有移位骨折，患肢呈内收、外旋、短缩畸形。囊内骨折受关节囊的束缚，外旋角度较小（约 45°～60°），囊外骨折则外旋角度较大（常达 90°），并可扪及股骨大转子上移。

（三）影像学检查

X 线检查，正侧位片可明确骨折部位、类型和移位情况，对治疗及预后均有帮助。若受伤后临床症状可疑，初次 X 线片虽未发现明显骨折线，仍应摄健侧 X 线片对比，或两周后再摄片复查。

【应用解剖】

正常成人股骨颈与股骨干形成 125°~135° 的夹角，称为颈干角或内倾角，颈干角随年龄的增长而减少，儿童平均约为 151°。颈干角大于正常角为髋外翻，小于正常为髋内翻。股骨颈略向前倾，股骨颈的中轴与股骨两髁中点间的连线形成的角，称为前倾角或扭转角，正常值为 12°~15°。在治疗股骨颈和粗隆间骨折时，必须注意保持正常的颈干角及前倾角，特别是颈干角，否则会遗留髋内翻畸形，影响髋关节功能。

成人股骨头的血运主要有三个来源（图 3-41）：①股骨头圆韧带内的小凹动脉。此血管来自闭孔动脉，血管较细，仅能供应股骨头少量血液，局限在股骨头的凹窝内。②股骨干的滋养动脉升支。此血管仅达股骨颈基底部，小部分与关节囊的小动脉有吻合支。③关节囊的小动脉。此血管为股骨头的主要供血途径，来源于旋股内动脉、旋股外动脉、臀下动脉和闭孔动脉的吻合部，到关节囊附着部分为骺外侧动脉，干骺端上侧动脉和干骺端下侧动脉进入股骨颈，供应股骨颈和大部分股骨头的血运。当股骨颈骨折或股骨头脱位时均可损伤关节或圆韧带的血液供应，致使骨折不愈合或发生股骨头缺血坏死。

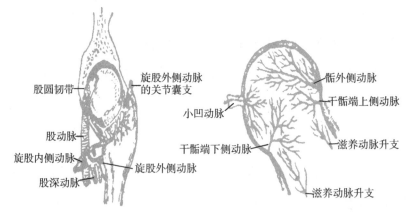

图 3-41　股骨头、颈的血液供应

【治疗】

新鲜无移位或嵌插骨折不须复位，但患肢应制动；移位骨折应尽早给予复位和固定。

（一）整复手法

麻醉后，患者仰卧，第一助手把住两侧腋部，第二助手固定骨盆，第三助手固定健侧下肢。医师握住踝部，顺势牵引，牵引至两下肢等长，然后逐渐外展患肢约30°，并同时内旋约20°，X线下证实复位满意后，沿股骨颈纵轴方向叩击大粗隆数次，使骨折断端嵌插，此法可使大多数骨折获得满意复位。

对股骨头极度前屈、向前成角明显者，可采用屈膝屈髋整复法。麻醉后，患者仰卧，一助手固定骨盆，医师一手前臂挎住患肢臂窝部，另一手握住患侧踝部，屈髋关节、膝关节至90°并向上牵引，矫正短缩畸形。然后，继续将髋内旋、外展以矫正成角畸形，并使骨折面扣合，在内旋和外展的情况下伸直下肢，复位后作手掌试验，如患肢能维持在外展、内旋位，表示复位成功（图3－42）。

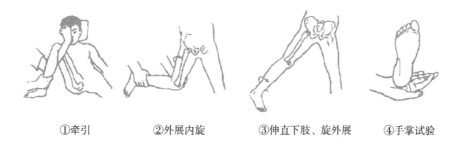

①牵引　　　　②外展内旋　　　　③伸直下肢、旋外展　　　　④手掌试验

图3－42　股骨颈骨折整复方法

（二）固定方法

（1）无移位或嵌插骨折：可用丁字鞋（图3－43）或轻重量皮肤牵引制动8～10周。

（2）移位骨折：可选用持续牵引维持固定，并保持患肢于外展中立（或稍内旋）位。老年患者应鼓励取半卧位。

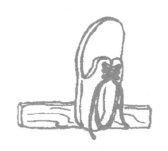

图 3 - 43　丁字鞋

（三）功能锻炼

股骨颈骨折整复固定后，应加强全身锻炼，鼓励患者做深呼吸，主动按胸促进咳嗽排痰，给臀部垫气圈或泡沫海绵垫，预防发生长期卧床并发症。同时应积极进行患肢股四头肌舒缩活动、踝关节和足趾屈伸功能锻炼，以防止肌肉萎缩、关节僵直的发生，但不能随便翻身和坐起盘腿。无移位骨折 3 个月后可扶拐步行锻炼，一般不宜负重太早，应根据 X 线片显示骨折愈合情况，考虑患肢逐步负重锻炼。

（四）药物治疗

无移位骨折或嵌插骨折者，若初期瘀肿不甚，可按三期辨证施治，提前使用补肝肾、壮筋骨的药物。

【注意事项】

治疗时应按病情的标本轻重缓急，分析矛盾的主次，强调整体观念，对于股骨颈骨折并已采取稳妥固定措施者，要防止负重、侧卧和盘腿；对于骨质疏松者，约需 6 个月才可逐渐过渡到负重活动。骨质疏松骨折患者，有资料显示其骨感染率显著高于一般患者，因此对于这类患者应加强抗感染处置和监护。

五、胫腓骨双骨折

【概述】

胫腓骨双骨折是指胫骨干和腓骨干同时发生骨折，是下肢常见的骨折，多发生于青壮年和 10 岁以下的儿童。胫腓骨骨折经直接外力损伤者居多，其次为间接外力引起，亦有因长途跋涉而引起者。直接外力损伤者，如暴力打击、重物压砸、碰撞、碾轧和踢伤等，胫腓骨骨折多在同一平面。间接暴力所致骨折多为斜形或螺旋形，胫骨的骨折线多在较细弱的中下段，而腓骨的骨折线多较胫骨为高，在细弱的上段（图 3 −44）。

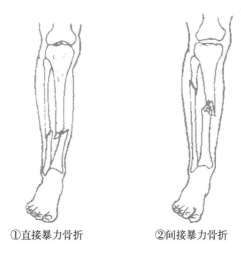

①直接暴力骨折　　　　②间接暴力骨折

图 3 −44　胫腓骨双骨折类型

【临床表现】

（一）症状

伤后患肢疼痛、肿胀、畸形，患者患肢不能站立。如小儿伤后肿胀不重，仅有疼痛及不能站立、行走，则可能是小儿的青枝骨折。要注意询问有无血管、神经损伤及挤压综合征的症状。

（二）体征

局部肿胀，压痛，纵向叩击痛，可有肢体缩短，成角及足外旋畸形，以及骨擦音、骨擦感和异常活动。损伤严重者，在小腿前、外、后侧间隔区单独或同时出现极度肿胀，扪之硬实，肌肉紧张而无力，有压痛和被动牵拉痛，胫后或腓总神经分布的皮肤感觉丧失，应诊断为筋膜间隔区综合征。

（三）影像学检查

小腿正侧位 X 线片可明确骨折部位、类型及移位方向。间接暴力引起胫腓骨骨折的骨折线不在同一平面，X 线片应包括胫腓骨全长。

【应用解剖】

胫骨中上段横截面呈三角形，由前、内、外三嵴将胫骨干分成内、外、后三面，胫骨嵴前突并向外弯曲，形成胫骨的生理弧度，其上端为胫骨结节。胫骨嵴下行至下 1/3 处逐渐失去其陡嵴的外形，与胫骨干混合，故胫骨干下 1/3 略呈四方形。中下 1/3 交界处比较细弱，是骨折的好发部位。胫骨干并非完全垂直，上端凸向内，而在中、下部凸向外，形成胫骨的生理弧度。胫骨结节和胫骨嵴是良好的骨性标志，在整复时，应注意骨性标志，并注意恢复其生理弧度。胫骨下端内侧骨质突出成为内踝，与腓骨下端所形成的外踝共同构成踝穴，骑在距骨体的上方，组成负载全身体重的踝关节。正常人膝关节与踝关节在同一平行轴上活动，故在治疗胫腓骨干骨折时，必须防止成角和旋转移位，保持膝关节、踝关节轴的平行一致，以免日后发生创伤性关节炎。胫骨的营养动脉由胫骨干上 1/3 的后外侧穿入，在致密骨内下行一段距离后进入髓腔，因此胫骨干中段以下发生骨折，营养动脉易发生损伤，往往造成下骨折段血液供应不良，发生迟缓愈合或不愈合。腘动脉在进入比目鱼肌的腱弓后，分为胫前与胫后动脉，此二动脉贴近胫骨下行，胫骨上端骨折移位时易损伤此血管，引起筋膜间隔区综合征或缺血性肌挛缩。

【治疗】

胫腓骨干骨折的治疗原则主要是恢复小腿长度和负重功能。因此，应重点处理胫骨骨折。对骨折端的成角畸形和旋转移位，应予以完全纠正。无移位骨折，只需夹板固定，直至骨折愈合；有移位的稳定性骨折（如横断骨折），可采用手法复位，夹板固定；不稳定性骨折（如粉碎性骨折、斜形骨折），可用手法复位，夹板固定，配合跟骨牵引。开放性骨折应彻底清创，尽快闭合伤口，将开放性骨折变为闭合性骨折。合并筋膜间隔区综合征者应切开深筋膜，彻底减压。创口缝合时，若张力太大，可在两侧作减张切口。

（一）整复方法

骨折整复越早，复位越易，效果也越好。应尽可能在伤后 2～3 小时内肿胀尚未明显时进行整复，容易成功。必要时可配合镇痛、麻醉、肌肉松弛剂，以达到完全整复的目的。当骨折后肢体明显肿胀时，不宜强行复位。可给予暂时性制动和抬高患肢，促进血液循环，减少组织渗出，待肿胀消退后再行整复固定。

患者仰卧，膝关节屈曲 20°～30°，一助手站于患肢外上方，用肘关节套住患膝腘窝部，另一助手站在患肢足部远侧，一手握前足，一手握足跟部，沿胫骨长轴作对抗牵引 3～5 分钟，矫正重叠及成角移位。若近端向前内移位，则医师两手拇指放在远端前侧，其余四指环抱小腿后侧。在维持牵引状态下，近端牵引之助手将近端向后按压，医师两手四指端提远端向前，使之对位；如仍有左右侧移位，可同时推近端向外，拉远端向内，一般即可复位。螺旋形、斜形骨折时，远端易向外侧移位，医师可用拇指置于远侧端前外方，挤压胫腓骨间隙，将远端向内侧推挤，其余四指置于近端内侧，向外用力提拉，并嘱把持足部牵引的助手将远端稍稍内旋，可使其完全对位（图 3－45）；然后，在维持牵引状态下，医师两手握骨折处，嘱助手徐徐摇摆骨折远端，使骨折端紧密相插，最后以拇指和食指沿胫骨嵴及内侧面来回触摸骨折部，检查对线对位情况。一般胫骨骨折复位后腓骨亦随之复位，即使腓骨断端有稍许错位亦影响不大。

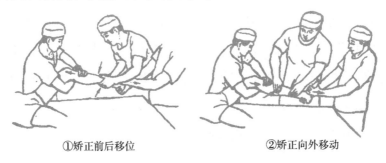

①矫正前后移位　　　　　　　　②矫正向外移动

图 3 - 45　胫腓骨双骨折整复方法

对于移位较大的螺旋形骨折，以及腓骨呈弯曲状的青枝骨折，按上法复位很难达到复位目的。需先把腓骨扶正捋直，再按上述方法复位。锯齿状骨折则应先使骨折呈前后位重叠，再按上法复位，一旦复位即较为稳定。

（二）固定方法

1. 夹板固定　胫腓骨干骨折整复后，取 5 块夹板固定，外侧、后侧、内侧各 1 块，前侧板 2 块，并根据骨折端复位前移位的倾向性而放置适当的固定垫。斜形骨折在骨折远端的前外侧（相当于胫腓骨之间）放置分骨垫，分骨垫的上缘平骨折线，然后在骨折部位的内侧及小腿外侧的上下端各放一纸垫，横断骨折达到解剖复位的不用分骨垫；如未达到解剖对位，一般近端易向内，远端易向外，故可将内侧纸垫放在向内移位的骨折近端，分骨垫放在远端的前外侧。放好纸垫后，用胶布贴好，再根据骨折部位不同选择放置合适的夹板。

上 1/3 骨折时，膝关节置于 40°～80°屈曲位，夹板下达内、外踝上 4cm，内、外侧板上超膝关节 10cm；胫骨嵴两侧放置两块前侧板，外前侧板正压在分骨垫上。两块前侧板上端平胫骨内、外两髁；后侧板的上端超过腘窝部，在股骨下端前面再放 1 块短夹板作超膝关节固定。

中 1/3 骨折时，外侧板下平外踝，上达胫骨外髁上缘；内侧板下平内踝，上达胫骨内髁上缘；后侧板下端抵于跟骨结节上缘，上达腘窝下 2cm，以不妨碍膝关节屈曲 90°为宜。前侧两板下达踝关节上，上平胫骨结节。

下 1/3 骨折时，内外侧板上达胫骨内、外踝平面，下平齐足底，后侧板上达腘窝下 2cm，下抵跟骨结节上缘，前侧两板与中 1/3 相同（图 3 -46）。

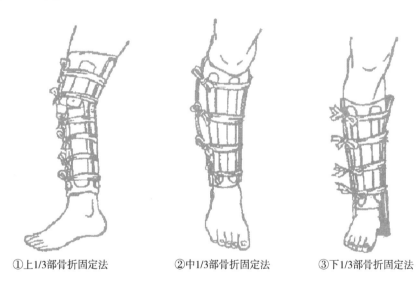

①上1/3部骨折固定法　　②中1/3部骨折固定法　　③下1/3部骨折固定法

图 3 -46　胫腓骨双骨折夹板固定

2. 其他固定方法

包括石膏外固定、持续牵引、骨外固定器固定等。

（三）功能锻炼

整复固定后，即可作足部关节屈伸活动及股四头肌舒缩活动。跟骨牵引者，还可以用健腿和两手支持体重、抬起臀部。稳定性骨折从固定 2 周后开始，进行抬腿及屈膝活动。3 周后扶双拐不负重行走，此时患肢虽然不负重，但足底要放平，不要用足尖着地，免致远折端受力，引起骨折端旋转或成角移位。锻炼过程中骨折部若无疼痛，自觉有力，试行改用单拐逐渐负重锻炼。3~5周内，为了维持小腿的生理弧度和避免骨折端向前成角，卧床休息时可用两枕法（图3-47）。

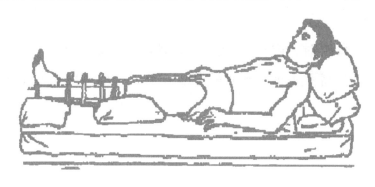

图3-47　两枕法

（四）药物治疗

骨折初期瘀肿较甚，治宜活血祛瘀，消肿止痛，内服可选用活血止痛汤，肿胀严重者重用三七、泽兰等。外敷双柏膏、消肿止痛膏等。中期宜和营生新、接骨续损，内服可选用新伤续断汤或八厘散等，外敷接骨膏或接骨续筋药膏。后期宜养气血、补肝肾、壮筋骨，内服可选用补肾壮筋汤或健步虎潜丸等，骨折迟缓愈合者，应重用接骨续筋药，如地鳖虫、骨碎补、自然铜等。解除夹板固定后，外用中药熏洗，以舒筋活络。

【注意事项】

严重挤压伤或开放性骨折，应注意早期创伤性休克的可能。小儿青枝骨折或裂纹骨折，临床症状可能很轻，但患儿拒绝站立或行走，局部有轻微肿胀及压痛时，即应作X线片检查，以防漏诊或误诊。胫骨上1/3骨折者，检查时应注意腘动脉、腘静脉的损伤。腓骨上端骨折时，要注意腓总神经的损伤。

整复固定后，要抬高患肢，有利于消肿。采用夹板固定时，要注意松紧度适当，既要防止消肿后外固定松动而致骨折重新移位，也要防止夹缚过紧而妨碍患肢血运或造成压疮。穿针牵引或固定及手术治疗等，要注意预防感染。

六、踝关节骨折

【概述】

踝关节骨折是指胫腓骨远端内外踝骨折，是最常见的关节内骨折，多发生于青壮年，儿童较少见。踝部骨折多由间接暴力引起，大多数是在踝跖屈位受伤，如从高处坠下、下楼梯或下坡、走崎岖不平的道路等。有时直接暴力如车祸撞击亦可造成骨折。由于暴力的大小、作用方向、足踝所处的姿势不同，可造成筋伤、骨折、脱位的类型也不同。根据骨折时外力作用方向及受伤时的体位不同，可分为内翻、外翻、外旋、纵向挤压、侧方挤压、跖屈、背伸等多种，其中临床上以内翻骨折多见，其次为外翻、外旋骨折。

【临床表现】

（一）症状

有踝部极度内翻、外翻及旋转等受伤史。伤后踝部剧烈疼痛、肿胀、瘀斑，严重者出现张力性水疱，不能站立行走。必须详细询问其受伤时的姿势，结合骨折块与距骨移位方向及骨折线的走向等，来判断骨折类型，有助于正确的复位和固定。

（二）体征

踝部瘀肿明显，被动活动患踝疼痛加剧，足踝部呈现不同表现的反转畸形，局部明显压痛，可触及骨擦感或骨折端的裂隙。

（三）影像学检查

X 线片可明确骨折类型及移位情况。应注意胫腓下关节有无分离，疑有侧副韧带断裂损伤，应摄内翻或外翻应力位片。

【应用解剖】

踝关节由胫、腓骨下端和距骨组成。胫骨下端内侧向下的骨突称为内踝，其后缘向下突出者称为后踝。腓骨下端骨突构成外踝，外踝比较窄而长，位于内踝的稍后方。胫骨下端的关节面与内、外、后三踝构成踝穴，而距骨居于其中，形成屈戍关节。距骨分体、颈、头三部，有 6 个关节面。距骨体前宽后窄，其上面为鞍状关节面。当做背伸运动时，距骨体之宽部进入踝穴，腓骨外踝稍向外后侧分开，而踝穴较跖屈时能增宽 1.5～2mm，以容纳距骨体。当下胫腓韧带紧张时，关节面之间紧贴，关节稳定，不容易扭伤，但暴力太猛仍可造成骨折。而踝关节处于跖屈位时，下胫腓韧带松弛，关节不稳定，容易发生扭伤。

【治疗】

（一）整复方法

局部麻醉或脊椎麻醉。根据骨折类型不同，选择的整复手法也不同。原则上先在足损伤位行适度顺势牵引，再于逆损伤位进行拔伸牵引，与此同时沿暴力作用的反方向进行整复。整复成功的关键在于对骨折损伤机制的彻底了解，具体复位手法如下。

1. 内翻骨折整复方法　患者侧卧，患肢在上。助手握小腿上段，医师握其足跟和足背，顺势作拔伸牵引，两手拇指顶住外踝，食指、中指扣住内踝，使踝部外翻，纠正骨折的内翻移位（图 3 - 48）。

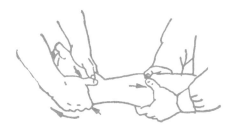

图 3 – 48 踝部内翻骨折整复方法

2. 外翻骨折整复方法 患者侧卧，患肢在下。医师手放置的位置与内翻骨折相反，两手拇指顶住内踝，食指、中指扣住外踝，使踝部内翻，纠正骨折的外翻移位（图 3 – 49）。

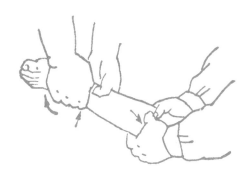

图 3 – 49 踝部外翻骨折整复方法

3. 外旋骨折整复方法 整复方法与外翻骨折大致相同，在使踝部内翻的同时将足内旋。伴有下胫腓关节分离者，医师两手掌分别置于内、外踝部，相对用力挤压；伴有后踝骨折合并距骨后脱位，可用一手握胫骨下段向后推，另一手握前足向前提，并徐徐将踝关节背伸，利用紧张的关节囊将后踝牵拉复位。若后踝骨折片较大时，可在足和小腿中下段套上一只袜套，下端超过足尖 20cm，用绳结扎，作悬吊滑动牵引，利用肢体重量使后踝逐渐复位（图 3 – 50）。

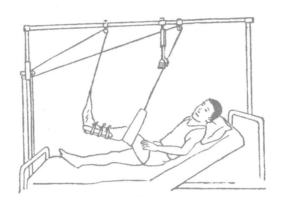

图 3 - 50　袜套悬吊牵引

4. 纵向挤压骨折整复方法　将踝关节沿肢体纵轴牵引，根据骨折具体情况，施以提、按、挤等手法，使胫骨下端关节面尽可能平整。若重度纵向挤压骨折，手法不易复位，需结合跟骨骨牵引，并鼓励患者作踝关节背伸、跖屈活动，牵引 2 ~ 3 天后，根据情况施以必要的手法，使之复位。

（二）固定方法

取夹板 5 块，分别为前内侧板、前外侧板、后侧板、内侧板和外侧板，先在内、外踝上方置一塔形垫，下方各置一梯形垫，用 5 块夹板行超踝关节固定。其中内、外、后侧板上至小腿上 1/3 处，下平足跟，前内侧板及前外侧板较窄，其长度上至胫骨结节，下至踝关节上。踝关节体位应固定于与暴力作用相反的位置，如内翻骨折固定于外翻位，外翻骨折固定于内翻位。若患肢局部皮肤条件较差或软组织肿胀严重，宜用 U 形石膏或管形石膏固定。使用的夹板或石膏必须塑形，以保证与足踝部的外形基本一致。一般初期每周 X 线复查 2 次，中期每周 1 次。固定时间一般为 5 ~ 6 周。

（三）功能锻炼

整复固定后，应早期开始做屈伸足趾和适当背伸的活动，以及膝关节屈伸活动和股四头肌静力收缩。14 天后，可辅以被动活动。医师一手握紧内外侧夹板，另一手握前足，只做背伸及跖屈活动。21 天后，可解除外固定，对小腿、足跟部进行按摩，疏理筋络，配合中药熏洗。在袜套悬吊牵引期间，每天进行数次足趾活动，足背伸位，上举、下压小腿。28 天后解除牵引，仍须以小夹板超踝固定 14 天左右。

（四）药物治疗

除了按骨折三期辨证用药外，中期以后应注意舒筋活络、通利关节；后期若局部肿胀难消者，宜行气活血、健脾利湿；第 3 周后，用具有温经通络、消肿止痛功效的中药进行熏洗。

【注意事项】

骨折整复固定后，早期应卧床休息并抬高患肢，以利消肿，主动行足趾和踝关节屈伸活动，密切观察患肢的血液循环及足趾活动情况，及时调整外固定的松紧度。骨折解剖对位者，一般预后良好，如骨折有移位，关节面破坏严重，则容易导致创伤性关节炎。

第三节　脱位篇

一、肩关节脱位

【概述】

肩关节脱位，亦称肩肱关节脱位，古称肩胛骨出、髃骨骱失或肩骨脱臼。《医宗金鉴·正骨心法要旨》说："其处名肩解，即肩骹与臑骨合缝处也。"肩关节指的是由肱骨头与肩胛骨的关节盂构成的杵臼关节。它的结构特点是：肱骨头大呈半球形，关节盂小而浅，约为肱骨头关节面的1/3，肱骨头仅部分关节面与肩胛盂接触。关节周围关节囊和韧带薄弱松弛，关节囊的前下方缺少韧带和肌肉覆盖。因此肩关节运动幅度大但结构不稳定，是临床中最易发生脱位的关节之一，约占全身关节脱位的50%。本病多发生于青壮年，男性多于女性。

【病因病机】

（一）肩关节前脱位

外伤性肩关节前脱位，多由间接暴力引起，极少数为直接暴力所致。患者侧向跌倒，上肢呈高度外展、外旋位，手掌或肘部着地，地面的反作用力由下向上，经手掌沿肱骨纵轴传递到肱骨头，肱骨头向肩胛下肌与大圆肌的薄弱部分冲击，将关节囊的前下部顶破而脱出，加之喙肱肌、冈上肌等肌肉发生痉挛，将肱骨头拉至喙突下凹陷处，形成喙突下脱位。若外力继续作用，肱骨头可被推至锁骨下部，形成锁骨下脱位。若暴力强大，则肱骨头可冲破肋间进入胸腔，形成胸腔内脱位。跌倒时，上肢过度上举、外旋、外展，肱骨外科颈受到肩峰冲击而成为杠杆的支点，由于杠杆的作用，迫使肱骨头向前下部滑脱，造成盂下脱位，但往往因胸大肌和肩胛下肌的牵拉而滑至肩前部，转为喙突下脱位。偶因直接打击或冲撞肩关节后部，外力迫使肱骨头向前脱出，发生前脱位。

肩关节脱位的主要病理改变是关节囊撕裂和肱骨头移位。关节囊的破裂多在关节盂的前下缘或下缘，少数从关节囊附着处撕裂，甚至将纤维软骨唇或骨性盂缘一并撕裂；或在脱位时，肱骨头后侧遭到关节盂前缘的挤压或冲击，发生肱骨头后外侧凹陷性骨折。由于肩袖、肩胛下肌腱及肱二头肌长头肌腱与关节囊紧密相连，这些肌腱可能与关节囊同时撕裂或撕脱，有时肱二头肌长头肌腱可从结节间沟中滑至肱骨头的后侧，妨碍肱骨头的复位。肩关节前脱位伴有肱骨大结节撕脱骨折较为常见，约占30%~40%，被撕脱的大结节骨块多数仍以骨膜和骨干相连，向上移位较少，往往随肱骨头回归原位而得到复位。仅有少数大结节骨块与骨干完全分离，被冈上肌拉至肩峰下，手法复位不易成功。肩关节前脱位合并腋神经、臂丛神经被牵拉或被肱骨头压迫损伤者少见，合并血管损伤者更为少见，但伴有血管硬化的老年患者，可因肱骨头挫伤腋动脉而形成动脉栓塞，出现患肢发凉、桡动脉搏动消失等供血不足的现象，应及时做血管探查，否认可发生肢体坏死，应引起警惕。

（二）陈旧性肩关节前脱位

肩关节脱位，因处理不及时或不当，超过3周以上者为陈旧性脱位。其主要病理变化是关节周围和关节腔内血肿机化，大量纤维性瘢痕结缔组织充满关节腔内、外，形成坚硬的实质性纤维结节，并与关节盂、肩袖（冈上、冈下、小圆肌）和三角肌紧密粘连，将肱骨头固定在脱位后的部位；关节囊的破裂口被瘢痕组织封闭，并与肌肉组织粘连，增加了肱骨头回纳原位的困难；挛缩的三角肌、肩胛下肌、背阔肌、大圆肌及胸大肌亦阻碍肱骨头复位；合并肱骨大结节骨折者，骨块畸形愈合，大量骨痂引起关节周围骨化，关节复位更加困难。

（三）习惯性肩关节前脱位

习惯性肩关节前脱位较为常见，多发于青年人，其原因是多方面的。其中以先天性肩关节发育不良或缺陷为主，如肱骨头发育不良，关节盂前缘缺损及关节囊前壁薄弱、松弛，或因首次脱位时治疗不当等所致。这些因素是互相联系、互相影响，而外伤是本病的主要原因。习惯性肩关节脱位的主要病理改变是关节囊前壁撕破，关节盂或盂缘撕脱及肱骨头后侧凹陷性骨折。由于处理不当，以上组织损伤未得到整复，发生畸形愈合，即可发生再脱位。盂唇前缘撕脱与肱骨头后侧塌陷的患者，亦是发生第2次或多次脱位的可能原因。肩关节外旋50°～70°的正位X线片上，可以看到肱骨头的缺损阴影。在以上病理改变的基础上，当肩关节遭到轻微外力，即可发生脱位，如乘车时拉扶手、穿衣时伸手入袖、举臂挂衣或打哈欠等动作。肱骨头均有可能滑出关节盂而发生肩关节脱位。

（四）肩关节后脱位

肩关节后脱位极少见，可由间接暴力或直接暴力所致，以后者居多。如暴力直接从前方损伤肩关节、癫痫发作或电抽搐治疗的强力肌痉挛等，均可引起后脱位。当肩关节前面受到直接冲击力，肱骨头可因过度内收、内旋冲破关节囊后壁，滑入肩胛冈下，形成后脱位；或间接暴力，跌倒时手掌着地，肱骨头极度内旋，地面的反作用力继续向上传导，也可使肱骨头向后脱出。病理变化主要是关节囊和关节盂后缘撕脱，有时伴有关节盂后缘撕脱骨折及肱骨头前内侧压缩性骨折，肱骨头移位于关节盂后，停留在肩峰下或肩胛冈下。

【临床表现】

（一）新鲜前脱位

患者常以健侧手托患侧前臂，紧贴于胸壁，以防肩部活动引起疼痛，患肩往往失去圆形膨隆外形，肩峰显著突出，形成典型的"方肩"畸形。检查时三角肌下有空虚感，在正常位置不能扪及肱骨头，若旋转肱骨干时，可在腋窝、喙突下或锁骨下扪及肱骨头。伤臂处于

20°～30°肩外展位，并呈弹性固定。搭肩试验及直尺试验阳性。测量肩峰到肱骨外上髁长度时，患肢短于健肢。肩部正位或穿胸侧位 X 线片可确定诊断，并可了解是否有骨折发生。

（二）陈旧性肩关节脱位

以往有外伤史，患侧三角肌萎缩，"方肩"畸形更加明显，在盂下、喙突下或锁骨下可摸到肱骨头，肩关节的各方向运动均有不同程度的受限。搭肩试验、直尺试验阳性。

（三）习惯性肩关节脱位

有多次脱位史，多发生于20～40岁之间。脱位时，疼痛多不剧烈，但肩关节活动仍有障碍，久而可导致肩部周围肌肉发生萎缩，当肩关节外展、外旋和后伸时，易诱发再脱位。X 线片检查，拍摄肩后前位及上臂60°～70°内旋位或上臂50°～70°外旋位，可明确肱骨头后侧是否有缺损。

（四）后脱位

后脱位的临床症状不如前脱位明显，外观畸形亦不典型，主要表现为有肩部前方暴力作用的病史，喙突突出明显，肩前部塌陷扁平，可在肩胛冈下触到突出的肱骨头，上臂呈现轻度外展及明显内旋畸形。拍摄肩部上下位或轴位 X 线片，可以明确显示肱骨头向后脱位。肩部前后位 X 线片，因有时肱骨头刚好落在关节盂后方，又未显示重叠阴影，从而延误诊断，因此不宜采用。

【治疗】

（一）整复方法

1. 新鲜肩关节脱位整复方法　新鲜肩关节脱位应争取早期复位，因早期局部瘀肿、疼痛与肌肉痉挛较轻，复位容易成功，若脱位超过

24 小时者，常选用血肿内麻醉。

（1）手牵足蹬法

患者仰卧床上，医师立于患侧，用两手握住患肢腕部，并用靠近患者的一足抵于腋窝内，右侧脱位医师用右足，左侧用左足。在肩外旋、稍外展位置沿患肢纵轴方向用力缓缓拔伸，继而徐徐将患肢内收、内旋，利用足跟为支点的杠杆作用，将肱骨头挤入关节盂内，当有入臼声响，复位即告成功（图3-51）。在足蹬时不可使用暴力，以免引起腋窝血管、神经损伤。若用此法而肱骨头尚未复位，可能是肱二头肌长头肌腱阻碍，可将患肢进行内、外旋转，使肱骨头绕过肱二头肌长头肌腱，然后再按此法进行复位。

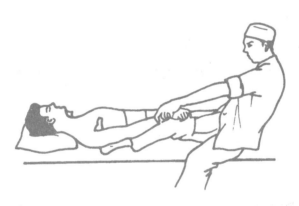

图3-51　手牵足蹬法

（2）椅背整复法

患者坐在靠背椅上，把患肢放在椅背上外，腋部及上臂紧靠椅背，用衣服垫于腋部，避免损伤，然后助手扶住患者和椅背。医师握住患肢，先外展、外旋拔伸牵引，再慢慢内收将患肢下垂，然后内旋屈肘复位，用绷带固定（图3-52）。

（3）牵引推拿法

患者仰卧位，自伤者腋下经胸前至背部绕一被单，向健侧牵引固定，作为对抗牵引，助手握住伤肢的腕部及肘部，沿上臂弹性固定的轴线方向（即外展60°位）牵引并外旋，医师用手自腋部将肱骨头向外后上推挤，即可复位（图3－53）。

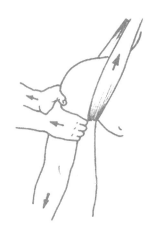

图3－53　牵引推拿法

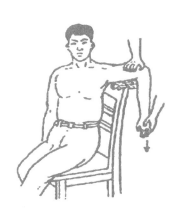

图3－52　椅背整复法

（4）肩头顶推法

患者站立，医师立于患者前，先双手握住伤肢前臂及肘上部，略微下蹲用肩头置患者患侧腋下，左侧用左肩，右侧用右肩。待肩头顶牢后医师慢慢将身立起，嘱患者放松并随力将身俯就于医师肩背。由于患者自身重力作用，医师的肩头可产生很大的推顶力，加上医师握住患者前臂与肘上部，对肩关节形成合力，可使脱位关节得到复位。

（5）膝顶推拉法

患者坐于凳上，医师立于患侧。以左侧脱位为例，医师左足立地，右足踏于患者坐凳上，将患肢外展80°～90°，并以拦腰状绕过医师身后。医师左手握其腕，紧贴于左胯上，右手拿住患者左肩峰，右膝屈曲小于90°，膝部顶于患者腋窝。之后医师右膝顶，右手推，左手拉，并同时向左转身，徐徐用力，然后右膝将肱骨头部向上用力一顶，即可复位（图3-54）。

（6）牵引回旋法

患者取坐位，医师立于患侧。以右肩关节脱位为例，医师用右手把住患肢肘部，左手握住手腕。右手徐徐向下牵引，同时将患者上臂外展、外旋，以缓解胸大肌的紧张，使肱骨头

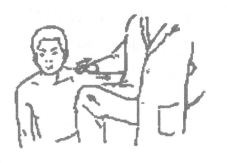

图3-54　膝顶推拉法

回到关节盂的前上缘。在上臂外旋牵引位下，逐渐内收其肘部，使之与前下胸壁相连。此时肱骨头已由关节盂的前上缘向外移动，关节囊的破口逐渐张开。在上臂高度内收下，迅速内旋上臂，肱骨头便可通过扩大的关节破口滑入关节盂内，并可闻及入臼声（图3-55）。此法操作宜轻稳谨慎，用力过猛可引起肱骨外科颈骨折，尤其老年骨质疏松患者更应注意。

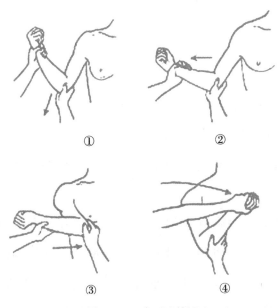

①　　　　　　　②

③　　　　　　　④

图3-55　牵引回旋法

2. 陈旧性肩关节脱位整复方法　本法适用于：①陈旧性肩关节前脱位，脱位在 3 个月以内，无明显骨质疏松。②年轻体壮者。③脱位的肩关节仍有一定活动范围。④经 X 线片证实，未合并骨折或关节内无骨化者。⑤肩关节脱位无合并血管、神经损伤者。

整复前需持续牵引。先做尺骨鹰嘴牵引 1 ~ 2 周，牵引重量 3 ~ 4kg，希望将脱出的肱骨头拉至关节盂附近，以便于复位。若脱位时间短，关节活动范围大，可不做持续牵引，之后在全麻或者高位臂丛神经阻滞麻醉下复位。一般采用卧位杠杆复位法，患者取仰卧位，第一助手用宽布带套住患者胸廓向健侧牵引；第二助手立于床头，一手扶住竖立于手术台旁的木棍，另一手固定健侧肩部；第三助手双手握患肢腕关节上方，在牵引下逐渐外展到 120° 左右。医师双手环抱肱骨大结节处，三个助手协调配合用力，当第三助手在牵引状态下徐徐内收患肢时，医师双手向外上方牵拉肱骨上端，同时利用木棍当杠杆的支点，迫使肱骨头复位。复位前，木棍与患臂的接触部位需用棉花或绷带包绕，以免损伤皮肉。在复位过程中，木棍要紧靠胸壁，顶住腋窝，各方用力适度，动作要缓慢、协调一致。操作人员密切配合，避免造成肱骨外科颈骨折及合并血管、神经损伤。

陈旧性后脱位者，多采用手术切开复位。

3. 习惯性肩关节脱位整复方法　习惯性脱位一般可自行复位，或轻微手法即可复位，参考新鲜脱位手法。

4. 肩关节后脱位整复方法　一般采用牵引推拿法，患者取坐位或者仰卧位，助手用一只手压住肩胛骨固定，另一只手拇指向前下推压肱骨头，医师两手握住伤肢腕部，将上臂轻度前屈、外旋牵引肱骨头，即可复位。

（二）固定方法

肩关节前脱位复位后常选用胸壁绷带固定，将患肢屈肘 60°～90°，上臂内收、内旋，前臂依附胸前，用绷带将上臂固定于胸壁，三角巾胸前悬吊前臂 2～3 周，合并肱骨外科颈骨折则用夹板超关节固定 4 周左右即可。肩关节后脱位复位后用肩人字石膏固定上臂于外展 40°、后伸 40° 和适当外旋位，3 周后去除固定。

（三）术后处理

（1）常规拍摄 X 线片，检查整复效果。

（2）鼓励患者在无痛限度内主动练功。

（3）早期肩部肿痛，可外贴消肿止痛膏。解除固定后可用中药熏洗及进行肩关节功能锻炼，必要时予以按摩及拉滑轮练习，直至功能恢复。

【预后】

单纯脱位及时治疗通常无不良后果。老年脱位合并骨折者，如不积极进行早期练功，则可能发生肩关节粘连而影响肩部功能活动。

二、颞下颌关节脱位

【概述】

（一）解剖要点及生物力学特点

颞下颌关节由下颌骨的下颌头和颞骨下颌窝及关节结节组成，关节囊上方附着于下颌窝及关节结节周围，下方附着于下颌颈，比较松弛，关节囊的外侧部有颞下颌韧带加强。关节内有纤维软骨性的关节盘，关节盘周围附着于关节囊，将关节腔分为上、下两部分。颞下颌关节的运动在两侧同时进行，所以属于联合关节。运动方式有多种，如上提和下降发生于下关节腔，前进和后退发生于上关节腔；此外还有侧方运动，实际上是一侧关节旋转，另一侧关节做前后运动。颞下颌关节脱位是指髁突滑出关节窝以外，超越了关节运动的正常限度，以致不能自行复回原位者。一般可分为全脱位、半脱位和习惯性脱位三种类型，或单侧脱位与双侧脱位两个类型。

（二）诊断要点

（1）本病多见于老年女性，青壮年极少见，一般均有张口过大或暴力打击的损伤史。

（2）双侧脱位表现为下颌下垂、前凸、半张口，口不能闭合，亦不能再张大，呈僵硬状态。下齿列凸于上齿列之前方，语言不清晰，不能咀嚼，吞咽困难，流涎不止；咬肌痉挛、凸起，而颊呈扁平状，耳屏前方可触及一明显的空虚凹陷，其前方可摸到一凸起的髁状突（下颌小头）。

（3）关于单侧脱位，口呈半开，较双侧脱位者小，嘴角歪斜，下颌偏向健侧，伤侧耳屏前方仍可触及一空虚的凹陷，颞下颌窝前方可摸到移位的髁状突。

（4）无论是双侧或单侧脱位，病变局部均可出现疼痛和压痛，但无明显肿胀。

【治疗方法】

为便于该关节脱位的整复，减轻手法时的痛苦，可先用双手拇指分别按压两侧的合谷、翳风、下关等穴，各 1 分钟左右，以达到麻醉止痛之目的，而后再施整复手法。

（一）按压推送复位法（口腔内复位）

患者取低坐位，头靠墙壁，头后部垫枕，颈部略前屈。医师立于患者对面，双手拇指缠消毒纱布伸入口腔，分别放于两侧后一个磨牙上，两食指按于下颌角后上方，余指置于下颌体。此时，双手拇指缓缓用力向下按压，使口尽量张大，当感到脱位之下颌关节松动时，其余各指将下颌骨向后方推送，髁状突即可复位。拇指迅速滑向臼齿颊侧（以防止咬伤手指），并随即退出口腔（图3–56）。

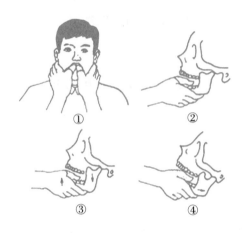

图3–56　按压推送复位法

（二）按压推拉复位法（口腔外复位）

患者体位同按压推送复位法。医师立于患者对面，双手拇指分别放于两侧下关穴处，缓缓用力按压，其余四指扶持下颌角。待肌肉紧张解除后，双手拇指同时向后推两侧髁状突，其余四指向前拉两侧下颌角，并嘱患者缩舌、闭口。此时多闻及颞下颌关节的复位响声。

（三）压穴解痉复位法

本法适用于半脱位。患者取坐位，头枕部靠墙。医师立于患者对面，先用双手掌或多指自上而下推、揉咀嚼肌5～7遍，而后用双手拇指由轻到重缓慢按压两侧下关穴3次（每次0.5～1分钟），即可使肌肉痉挛解除而复位。最后1次按压时，双拇指尖可同时用力向后推两侧髁状突，切忌用力过猛、过大。

习惯性颞下颌关节脱位可采用上述手法整复，但复位后应采用 2 周时间的穴位按摩治疗，每日 1 次。手法多用单指拨、揉、压等，穴位多取翳风、下关、听宫、颊车、风池、合谷等。

【固定方法】

复位后，一般不须固定和药物治疗。严重脱位的病例，手法整复后用小四头带托住下颌部，四个托分别在头顶部打结，固定于闭口位 3~5 日。

【疾病预后】

本病的预后随病变的分类、程度、器质性改变情况而不同。

三、桡骨小头半脱位

【概述】

（一）解剖要点及生物力学特点

本病于 1671 年由 Fournier 首先描述。桡骨小头半脱位又称牵拉肘，俗称"肘脱环""肘错环"，是婴幼儿常见的肘部损伤之一，多发生于 5 岁以下幼儿，其中 1~3 岁发病率最高，占 62.5%。本病男孩比女孩多见，左侧比右侧多。上尺桡关节为桡骨头环状关节面与尺骨冠突外侧的桡切迹通过环状韧带的拴套构成的车轴型关节，可以做环转运动。但由于幼儿发育不够完善，环状韧带比较松弛，不能保持桡骨头的位置稳定。当受到牵拉时，桡骨头自环状韧带向下滑移，致使环状韧带嵌在肱桡关节间，这是本病的主要原因。常在大人领着小儿走路、上台阶时，在小儿跌倒瞬间猛然拉住小儿手部牵拉致伤；或是从床上拉起小儿，或为小儿伸袖穿衣时拉拽胳膊；或抓住小儿双手转圈玩耍等，使腕部突然收到牵拉，牵拉力致使肱桡关节间隙增大，桡骨头受远端牵拉力作用，头部通过松弛的环状韧带向下滑动，同时关节囊内产生的负压将环状韧带吸入肱桡关节间隙，阻挡桡骨小头回归原位而形成半脱位。X线检查无阳性发现。

（二）诊断要点

（1）仔细询问肘部有明显被牵拉的病史。

（2）肘部无明显红肿，桡骨头部位可有压痛。

（3）肘关节呈半屈曲位，前臂处于旋前位，前臂旋后明显受限。

（4）患者啼哭，患肢不能上举。

【治疗方法】

一般采取闭合整复可立即见效。家长抱儿童正坐，医师与患儿相对。以右手为例，医师左手置于桡骨头外侧，右手握其腕上部，在牵引的同时将前臂做旋前及旋后活动 2~3 次。有时可听到一清脆响声，说明已复位，患儿疼痛随即消失而能自由活动上肢（图 3－57）。复位后不必特殊制动。

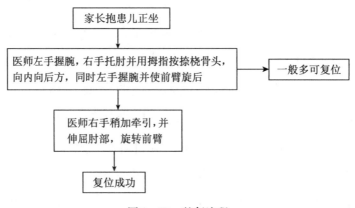

图 3－57　整复流程

【预后】

一般只要及时整复，不会产生不良后果。若为习惯性脱位，可行腕部颈带悬吊上肢2~3日，并嘱家长近期内避免牵拉患儿上肢。5岁以后多不再复发。

四、髋关节脱位

【概述】

（一）解剖要点及生物力学特点

本病是一种严重损伤，发病率远低于肩、肘关节脱位，多见于40~50岁的成年人。髋关节由髋臼和股骨头组成，是人体典型而完善的杵臼关节。3/4圆形的股骨头关节面恰好适合髋臼的杯形腔，其骨性结构稳定，周围还有强大的关节囊、韧带和肌群。髋关节的血运主要来自臀上动脉、臀下动脉以及股骨头的几个途径。髋关节的神经支配主要来自坐骨神经、闭孔神经的前分支，其中一支达膝关节，所以髋关节疾病可引起膝关节疼痛。髋关节的主要功能是负重和维持相当大范围的运动，具有稳定、有力而灵活的特点。人体髋关节的运动学与动力学计算是以分析步态进行讨论的，根据步态正常与否，可以判断关节是否出现异常现象。因髋关节结构稳定，故引起脱位的暴力往往很大。当脱位后以上功能会丧失，治疗目的就是要恢复这两个功能。两者相比之下，应首要恢复负重功能，其次才是运动功能。直接暴力和间接暴力均可引起髋关节脱位，临床以间接暴力多见。当屈髋90°位时，暴力使大腿急剧内收并内旋，股骨颈前缘低于髋臼前缘，形成一个支点，股骨头移到关节囊较薄弱的后下方，当股骨干继续内收内旋时，股骨头因受杠杆作用而离开髋臼，形成后脱位；当髋关节急剧外展并外旋时，大粗隆顶撞髋臼上缘，以此为支点形成杠杆作用，患肢继续外旋，迫使股骨头向前下方脱出，形成前脱位；若暴力作用于髋关节在轻度屈曲外旋位，顺着股骨纵轴加以外力冲击，传达暴力使股骨头撞击髋臼底部，引起臼底骨折。暴力继续作用，股骨头可连同髋臼骨折片一齐向骨盆腔内移动，形成中心性脱位。根据脱位后股骨头移位的情况可分为后脱位、前脱位和中心性脱位，临床上以前者居多。

（二）诊断要点

（1）有明显的髋部外伤史。

（2）髋部疼痛、肿胀，功能丧失。

（3）后脱位时患肢屈髋、屈膝、内收、内旋、短缩，患侧臀部隆起，可在髂前上棘、坐骨结节连线后方扪及股骨头，而腹股沟部有空虚感，伤膝屈曲并靠在健侧大腿中下1/3处，中医古代称"粘膝征"。

（4）前脱位时患肢呈外旋、外展和稍屈髋畸形，患肢较健肢稍长，在闭孔附近或腹股沟韧带附近可扪及股骨头、呈弹性固定。

（5）中心脱位时从体征上诊断有一定困难，髋部肿胀多不明显，但疼痛显著，下肢功能障碍，脱位严重者患肢可短缩。

（6）后脱位X线片显示：股骨头位于髋臼的外上方，股骨颈内侧缘与闭孔上缘所连的弧线中断；前脱位X线片显示：股骨头在闭孔内或耻骨上支附近，股骨头呈极度外展、外旋位，小粗隆完全显露；中心脱位X线片显示：髋臼底骨折，股骨头随髋臼骨折突入骨盆腔内。

【治疗方法】

（1）新鲜髋关节脱位，均需在麻醉下早期复位，多能取得满意效果。

（2）髋关节中心性脱位，在骨牵引下施行旋转牵引整复手法，使脱位早日复位。

（3）陈旧性后脱位，凡适应手法整复者，应按照牵引舒筋，活动解凝手法复位的程序尽量予以整复。

（4）若伴有髋臼骨折、坐骨神经损伤或骨化性肌炎，病程在1年以上，局部疼痛、明显畸形、严重挛缩、功能障碍的青壮年患者，可考虑手术治疗。

【整复标准】

髋关节恢复正常解剖关系，整复时如听到骨端入臼声或感知入臼弹动，关节畸形、弹性固定立即消失，关节活动恢复正常，提示关节脱位已整复。

（一）后脱位

1. **屈髋拔伸法**　患者仰卧，助手以两手按压髂前上棘固定骨盆。医师面对患者弯腰、骑跨于患肢上，用前臂扣在患肢腘窝部，使其屈髋、屈膝各90°，顺势拔伸；也可以先在内旋、内收位顺势拔伸，然后垂直向上拔伸牵引，使股骨头滑入髋臼，听到入臼声，再伸直患肢（图3-58）。

2. **回旋法**　亦称问号法（Bigelow's法）。患者仰卧，助手以双手按压双侧髂前上棘固定骨盆。医师立于患侧，一手握住患肢踝部，另一手以肘窝提托其腘窝部，在向上提拉的基础上，将大腿内收、内旋，髋关节极度屈曲，使膝部贴近腹壁，然后将患肢外展、外旋、伸直（图3-59）。

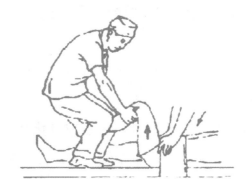

图 3 - 58　屈髋拔伸法

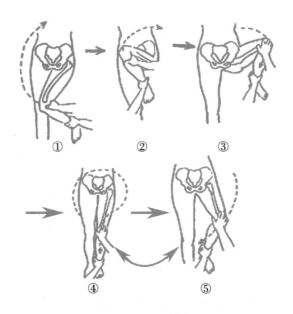

图 3 - 59　回旋法

3. **拔伸足蹬法**　患者仰卧，医师两手握患肢踝部，用一足外缘蹬于坐骨结节及腹股沟内侧（左髋用左足，右髋用右足）。手拉足蹬，身体后仰，协同用力（图 3 - 60）。

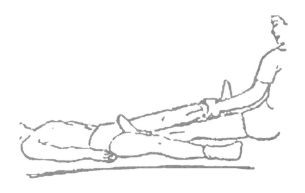

图 3 – 60 拔伸足蹬法

4. 俯卧下垂法（stimson 法） 患者俯卧于床缘，两下肢完全置于床外，健侧由助手把持，保持在伸直水平位，患肢下垂。助手用双手固定骨盆。医师一手握其小腿踝关节上方，使屈膝90°，利用患肢的重量向下牵引。医师在牵引过程中，可轻旋患侧大腿，用另一手加压于腘窝，增加牵引力，使其复位（图 3 – 61）。

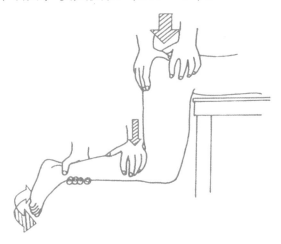

图 3 – 61 俯卧下垂法

（二）前脱位

1. 屈髋拔伸法 患者仰卧，一助手固定骨盆，另一助手将患肢屈髋、屈膝,并在外展、外旋位渐渐向上拔伸至90°。医师双手环抱大腿根部,将大腿根部向外方按压,可使股骨头回纳入髋臼。

2. 侧拉复位法 患者仰卧,一助手双手固定骨盆,另一助手用宽布带绕过大腿根部内侧,向外上方牵引。医师两手分别扶持患膝及踝部,连续屈伸患髋,在屈伸过程中,可慢慢内收、内旋患肢。当听到弹动的入臼声,即可复位。

3. 反回旋法 患者平卧,髋关节外展、外旋,然后屈髋、屈膝,再内收、内旋,最后伸直下肢。利用脱出时畸形的相反方向使股骨头纳回髋臼内,左髋脱位用反问号"¿"方向;右髋脱位用正问号"?"方向。

(三) 中心性脱位

新鲜中心脱位,近端助手双手置患者两腘窝处,远端助手在足中立位握踝部,髋外展30°位对抗牵引,医师站患侧,一手固定骨盆,另一手向外牵拉绕过大腿根部的布带。中心性脱位因其有髋臼底的粉碎性骨折,并有骨折片的移位,因此在复位时,必须尽可能地将骨折片一并复位,故应以骨牵引状态下逐渐整复为好。

【固定方法】

复位后可采用皮肤牵引或骨牵引固定,负重3~7kg。

(1) 后脱位:一般维持在髋外展30°~40°的中立位3~4周,如合并骨折,最好配合皮牵引并使髋关节外展6周左右。

(2) 前脱位:维持在内旋、内收、伸直的中立位牵引4周,避免外展。

(3) 中心型脱位:中立位牵引6~8周,并在髋臼骨折愈合后才考虑解除牵引。

【术后处理】

牵引疗程完成后,即可扶双拐下地活动,但3个月内患肢避免负重，2～3个月后拍片复查，证实股骨头血运确属良好，股骨头又无塌陷者，方可弃拐步行。

中心脱位的患者，在牵引固定期间，即应早期进行髋关节锻炼，以保持关节面的平整，挽救髋关节的功能。

注意处理好髋关节脱位的并发症（如髋臼上缘骨折、股骨头骨折、颈股骨干骨折和坐骨神经损伤）以及减轻创伤性关节炎的发生。

【预后】

髋关节脱位只要能早期准确整复，妥善固定，预后多理想。中心脱位患者如能早期采用练功及内服中药，功能恢复也较好。注意在整复后的2～3年内避免超负荷的活动，可推迟或减轻创伤性关节炎的发生。

五、踝关节脱位

【概述】

（一）解剖要点及生物力学特点

踝关节是人体负重最大的屈戌关节，是由胫腓骨下端的内外踝和距骨组成，距骨由胫骨的内踝、后踝和腓骨的外踝所组成的踝穴所包绕，由韧带牢固地固定在踝穴内。因距骨体处于踝穴中，周围有坚强的韧带包绕，牢固稳定，所以当踝关节遭受强力损伤时，常常合并踝关节的骨折脱位，而单纯踝关节脱位极为罕见。以脱位为主，合并有较轻微骨折的踝部损伤，可简称为踝关节脱位。踝关节脱位多为间接暴力所致，如扭伤等。常见由高处跌下，足部内侧或外侧着地，或行走不平道路，或平地滑跌，使足旋转、内翻或外翻过度，往往形成脱位，常合并骨折。

（二）病因和发病机制

1. **病因**　当踝关节处于跖屈位时，小腿突然受到强有力的向前冲击力，可致踝关节后脱位，当踝关节处于背伸位，自高处坠落后足跟着地，可致踝关节前脱位；当压缩性损伤使下胫腓关节分离时，可致踝关节上脱位。

2. **发病机制**　踝关节后脱位是由于踝穴前宽后窄，当踝关节处于跖屈位时，小腿突然遭受强有力的向前冲击力，踝关节前方韧带较薄弱，又无像跟腱一样的肌腱保护，使距骨脱至踝穴的后方。这种后脱位可合并有一侧或两侧踝骨折，或胫骨后唇骨折（后踝骨折）。极少数情况下无骨折，只有韧带撕裂伤。由此可见内、外踝可由于距骨被强力脱出而出现分离现象。

踝关节前脱位是在强力背伸位时，如自高处坠落、足跟着地，致胫骨下端前唇骨折，距骨向前滑出，形成前脱位。由于这种背伸位受伤的姿势在日常生活中不多见，故此种脱位罕见。

踝关节上脱位多在压缩性损伤情况下胫腓关节分离，距骨向上突入胫腓骨间。此类脱位罕见，多伴有胫骨下端粉碎骨折及腓骨骨折。

（三）诊断要点

受伤后踝部即出现疼痛、肿胀、畸形和触痛。后脱位者胫腓骨下端在皮下突出明显，并可触及，胫骨前缘至足跟的距离增大，前足变短；前脱位者距骨体位于前踝皮下，踝关节背屈受限；向上脱位者外观可见伤肢局部短缩，肿胀剧烈。踝关节脱位诊断并不困难，常规 X 线片很容易证实上述诊断，CT 扫描容易检出是否合并存在的微小骨折。

【治疗】

（一）踝关节后脱位的治疗

应立即在脊椎麻醉或硬脊膜外麻醉下复位。复位方法是先屈曲膝关节，再行足跖屈牵引，当距骨进入踝穴后即背伸踝关节，并用长腿石膏固定 5 周。合并有严重骨折则按踝关节骨折处理。

（二）踝关节前脱位的治疗

伤后立即在麻醉下复位，屈膝关节，足背伸，然后进行牵引。当距骨与胫骨前下唇解脱，即推距骨向下、向后复位。复位后，用长腿石膏固定足在跖屈位 3 周，后改为在足踝背伸位用石膏再固定 2～3 周。若有严重骨折，固定时间共需 8～12 周。

（三）、踝关节向上脱位的治疗

在良好麻醉下牵引复位。复位时膝关节屈曲，自大腿向上反牵引，握持足向下牵引。当距骨向下至踝穴时，胫腓骨便可复位对合。此时跖屈，背伸踝关节，以矫正踝关节前、后方移位。上短腿石膏，足部处于微背伸位。内、外踝要用力挤压，使之对位。石膏在 2 周时更换，避免肿胀消失后石膏的相对松弛。若伤处软组织肿胀剧烈，或复位失败以及复位较为困难者，可予手术开放复位。手术中对距骨体不需要作内固定，但周围韧带撕裂、断裂伤者必须修补；合并有踝部骨折者，骨折复位后须作相应可靠内固定。

【预后】

踝部损伤是日常生活、军体活动中最常见的损伤，脱位又是其中较重的损伤之一，一旦并发骨折、韧带断裂、软骨损伤，远期通常有反复损伤、发生创伤性关节炎等可能。

主要参考书籍

［1］尚天裕．中国正骨学［M］．天津：天津科学技术出版社，1995.

［2］袁郏．中国手法治疗骨折彩色图谱［M］．北京：北京科学技术出版社，2002.

［3］孙树椿．清宫正骨手法图谱［M］．北京：中国中医药出版社，2012.

［4］冯天有．中西医结合治疗软组织损伤［M］．北京：人民卫生出版社，1977.

［5］北京中医药大学东直门医院．刘寿山正骨经验集［M］．北京：人民卫生出版社，2006.

［6］王国才．推拿手法学［M］．北京：中国中医药，2007.

［7］石印玉．中西医结合骨伤科学［M］．北京：中国中医药出版社，2007.

［8］施杞，王和鸣．骨伤科学［M］．北京：人民卫生出版社，2001.

［9］孙树椿，赵文海．中医骨伤科学［M］．北京：中国中医药出版社，2005.

［10］周红梅，于栋．中医筋伤学［M］．北京：中国中医药出版社，2021.